XIIe CONGRÈS INTERNATIONAL DE MÉDECINE A MOSCOU
(Août 1897)

SECTION DES MALADIES NERVEUSES ET MENTALES

CONSIDÉRATIONS SYNTHÉTIQUES

SUR

LA PATHOGÉNIE DU TABES

PAR

Le Docteur A. PIERRET

PROFESSEUR DE CLINIQUE DES MALADIES MENTALES
A L'UNIVERSITÉ DE LYON

LYON

IMPRIMERIE LÉON DELAROCHE ET Cie

85, RUE DE LA RÉPUBLIQUE, 85

1897

CONSIDÉRATIONS SYNTHÉTIQUES

_{SUR}

LA PATHOGÉNIE DU TABES

XII⁰ CONGRÈS INTERNATIONAL DE MÉDECINE A MOSCOU
(Août 1897)

SECTION DES MALADIES NERVEUSES ET MENTALES

CONSIDÉRATIONS SYNTHÉTIQUES

sur

LA PATHOGÉNIE DU TABES

PAR

Le Docteur A. PIERRET

PROFESSEUR DE CLINIQUE DES MALADIES MENTALES
A L'UNIVERSITÉ DE LYON

LYON

IMPRIMERIE LÉON DELAROCHE ET Cⁱᵉ

85, RUE DE LA RÉPUBLIQUE, 85

1897

CONSIDÉRATIONS SYNTHÉTIQUES

sur

LA PATHOGÉNIE DU TABES

CHAPITRE PREMIER

Considérations générales. — Le système sensitif ne diffère pas au fond du système moteur. — Une force unique, le mouvement, est utilisée par l'un de dehors en dedans, par l'autre de dedans en dehors. — L'arc sensitivo-moteur est le lieu des réactions vitales primaires. — Le faisceau postérieur proprement dit, le cervelet, le cerveau sont des appareils de perfectionnement.

C'est une entreprise vouée d'avance à l'insuccès que d'essayer de se rendre compte du fonctionnement normal ou morbide du système nerveux de l'homme et des vertébrés supérieurs sans posséder, au préalable, des notions étendues et des vues générales, sur les sectionnements anatomiques qui mettent au service d'une seule et même force, le mouvement, cet outillage de plus en plus complexe qui permet et assure le complet épanouissement de la grande loi de perfectionnement, qui est celle de la division du travail.

Tout au bas de l'échelle des êtres, chez les animaux dits inférieurs, surtout parce qu'ils nous semblent trop simples, existe-t-il quelque trace de dynamisme nerveux?

Les protozoaires constitués par un seul élément anatomique sont, il est vrai, de simples masses protoplasmiques,

mais ils se nourrissent, sentent et se meuvent. Ces mouvements peut-on, quand ils ont un but, les considérer, avec
quelques philosophes, comme des manifestations d'une vie
nerveuse très simplifiée ? Je n'oserais l'affirmer, encore
moins le nier; ces masses rétractiles ne possédant encore
aucune trace de tissu nerveux différentié. Mais au point de
vue spécial qui m'occupe, je dois faire remarquer qu'à une
excitation venue du dehors et par une simple modification
physico-chimique d'une substance unique, ils répondent par
un mouvement.

. Les éléments du système nerveux ne font leur apparition
que chez des êtres bien plus complexes. Les cœlentérées,
hydres et méduses sont formées d'éléments appelés très
justement cellules neuro-musculaires. Ils sont ainsi composés
de deux parties continues dont l'une préside à la réception
d'impressions que l'autre traduit encore par des mouvements.

Mais ici l'élément nerveux de réception, quoique déjà
visible, n'est pas très nettement séparé de l'organe contractile; ce qui démontre d'ailleurs qu'entre la neurilité et
la contractilité il n'y a pas de différence fondamentale.

Bientôt la distinction s'accuse, les deux éléments s'éloi-
gnent l'un de l'autre, mais restent en communication par un
connectif à la fois centripète et centrifuge. Les subdivisions
ne s'arrêtent pas. La vie nerveuse s'accentue encore en se
compliquant, il est vrai. Un organe périphérique, de structure plus ou moins compliquée, choisit certains ébranlements
qui sont transmis par un connectif distinct, nerf centripète,
à une cellule mixte à la fois sensitive et motrice. Celle-ci
réagit à l'aide d'un second connectif sur l'élément musculaire. Le système centripète est ébauché.

Cet outillage élémentaire peut, je le crois du moins, persister chez l'homme particulièrement dans les dépendances du grand sympathique, mais il constitue la règle chez
les animaux inférieurs.

Les vertébrés sont doués d'une organisation nerveuse
encore plus complexe. La cellule ganglionnaire se subdivise
en deux éléments dits, l'un sensitif, l'autre moteur. Les

deux cellules sœurs sont unies l'une à l'autre par un connectif-commissure et, d'autre part reliées, pour l'appareil sensitif, à l'organe récepteur périphérique par un nerf, tandis que l'élément contractile, fibre lisse ou fibre striée, est rattaché à la cellule motrice par un autre nerf dit moteur ou centrifuge.

Tels sont, en résumé, les perfectionnements successifs qui caractérisent l'évolution des êtres, considérés au point de vue des éléments essentiels, des cellules différentiées : la cellule nerveuse, réservoir de force reçue, la cellule musculaire, organe de transformation du mouvement latent en mouvement apparent.

Tirons d'autres enseignements de la morphologie générale, et retournons un peu en arrière. Les larves d'arthropodes ont, au point de vue morphologique, un système nerveux réellement compliqué et, pour la première fois, on voit nettement ses parties constituantes, c'est-à-dire les ganglions, se ranger en deux moitiés symétriques. Des ganglions bilatéraux, correspondant à chaque anneau du corps, forment deux chaînes parallèles allongées dans le sens de la longueur de l'animal. Chaque amas ganglionnaire est uni par des connectifs longitudinaux avec les ganglions situés en avant ou en arrière, et par un connectif transversal avec celui qui dans la chaîne opposée, c'est-à-dire de l'autre côté, occupe le même niveau.

Ce connectif transversal, pour le moment médullaire, a une importance énorme, car il est philosophiquement l'analogue des riches et puissantes commissures qui, chez l'être humain, unissent les deux hémisphères cérébraux.

De chacun des ganglions accouplés émergent deux sortes de nerfs : un nerf moteur et un sensitif, dont les tubes nerveux constituants se mettent en rapport fonctionnel soit avec une cellule mixte, soit avec deux cellules distinctes, l'une que l'on qualifie de motrice, l'autre de sensitive, bien qu'elles n'emmagasinent et ne répartissent qu'une seule et même force : le mouvement.

Les connectifs transversaux assurent la simultanéité des

mouvements ou des sensations associés, mais le vertébré supérieur possède un autre système de commissures qui, à mon avis, le caractérise et l'élève.

Ce sont les commissures longitudinales directes et croisées qui préparent et assurent la subordination des ganglions spinaux les uns aux autres, et surtout celle de la totalité aux masses cérébroïdes, aux hémisphères cérébraux.

Les commissures longitudinales peuvent être courtes ou longues; elles peuvent, comme chez les larves d'arthropodes, faire communiquer seulement les ganglions les plus voisins. Chez les animaux dont le système nerveux est ainsi formé par une chaîne ganglionnaire interrompue, l'incitation nerveuse, partie du ganglion supérieur ou cérébroïde, est obligée de passer de nœud en nœud pour arriver au centre nerveux du segment qui doit se mettre en mouvement. D'ordinaire, mais pas toujours, les incitations volontaires partent du chaînon antérieur, qui joue bien ou mal le rôle d'un cerveau rudimentaire.

Mais, à mesure qu'on examine un animal plus élevé dans l'échelle, le ganglion devenu cérébral communique par des commissures de plus en plus longues avec des ganglions de plus en plus éloignés. Chez la lamproie, par exemple, il existe trois ou quatre gros troncs allant directement du cerveau à des parties éloignées du segment médullaire.

Plus les commissures sont longues, plus, à mon avis, l'animal est élevé dans l'échelle des êtres. Aussi l'homme possède-t-il des fibres commissurales qui dans le sens centripète comme dans le sens centrifuge font communiquer directement le ganglion cérébral avec les parties les plus reculées de la moelle lombaire. C'est là le véritable signe d'un perfectionnement, qui permet aux actions nerveuses centralisées d'agir suivant les besoins de loin ou de près et, à la fois ou séparément, sur les moindres centres de la moelle épinière.

Ces commissures longues et courtes, existent aussi bien dans les dépendances du système centrifuge que dans celles du système centripète. Il arrive même que, nombre de fibres motrices se trouvent accolées aux sensitives. Toutes ces commissures, comme l'avait bien vu Deiters, sont en relation avec des cellules nerveuses à chacune de leurs extrémités et, de plus, les cellules terminales des commissures longues centrifuges, sont en relation certaine soit de cellule à cellule par continuité ou contiguïté, soit médiatement, par interposition de relais ganglionnaires, avec les cellules terminales (centrales) des commissures centripètes, quand il en existe de distinctes.

Mais chez l'homme, tout au moins, les commissures centripètes situées dans les cordons latéraux, aussi bien que dans les·postérieurs, sont mises en rapport avec le monde extérieur, source des vibrations vitales, par un nerf dont l'extrémité terminale montre une structure variée suivant le caractère des impressions à recevoir ou à repousser. Comme les masses centrales elles-mêmes, ces organes terminaux sont des dérivés de l'ectoderme dont ils gardent fidèlement les aptitudes. Ils renferment des neurones différentiés ou non.

Toute la pathologie du tabes est contenue dans l'étude des troubles fonctionnels de ce système centripète, auquel se mêle celui du grand sympathique, et qui comprend trois foyers principaux : l'organe périphérique, les ganglions spinaux et prespinaux, les foyers cérébraux. Toutefois il est une série de considérations qui doivent nous guider sans cesse dans l'étude qui va suivre. Ce sont les suivantes :

a) La distinction entre la sensibilité et la motricité n'a pas de fondement physiologique sérieux. Elle n'existe pas chez les êtres inférieurs. Dans le sympathique, la moelle, le cerveau, il existe sûrement des cellules nerveuses mixtes, c'est-à-dire à la fois motrices et sensitives;

b) La réaction du système centripète sur le système moteur est le fond même de la vie, « qui est tout mouvement » (Cl. Bernard);

c) La moelle, le cervelet, le cerveau sont des appareils de perfectionnement en l'absence desquels, une vie réduite presque organique, peut continuer (Flourens, Munck, Goltz et Ewald). Ils sont indispensables pour la bonne exécution des actes de la vie de relation.

CHAPITRE II

Dans le tabes, tous les nerfs sensitifs et sensoriels peuvent être atteints, ensemble
ou séparément. Chacun, suivant sa fonction, donne des symptômes particu-
liers imputables d'abord à un excès d'action, puis à une abolition graduelle
de fonction.

De quelque façon que l'on considère le tabes, quel que
soit le symptôme dont on veuille faire la caractéristique de
la maladie : incoordination motrice, douleurs fulgurantes,
abolition des réflexes, un grand fait s'impose à l'esprit :
c'est que les troubles de la sensibilité jouent un rôle pré-
pondérant dans la physiologie pathologique de cette affection.

Toujours les racines postérieures sont altérées, jamais les
antérieures ne sont malades, à moins de complication. L'anesthésie, l'hyperesthésie, les douleurs sont les phénomènes
les plus fréquents. D'un autre côté, l'incoordination motrice
s'explique difficilement, si l'on ne fait intervenir un trouble
dans la sensibilité réflexe ou autre.

En faisant de l'ataxie locomotrice une névrose de la sensibilité, Trousseau était donc dans la vérité clinique.

Moins sceptiques que ce grand clinicien, les médecins
contemporains ne se refusent plus à reconnaître l'existence
des lésions spinales, et s'accordent presque tous à considérer
le tabes comme une inflammation chronique des faisceaux
postérieurs de la moelle épinière.

Mais cette sclérose des cordons postérieurs n'explique
que les formes spinales de la maladie. Or, le tabes peut
naître en un point quelconque du système sensitif ; de
sorte que, dans les formes complexes de la maladie
comme dans ses formes frustes, il faut rechercher les altérations caractéristiques dans toutes les régions du système

nerveux qui représentent physiologiquement les zones radiculaires postérieures de l'axe spinal.

Il est en effet une manière de considérer le tabes, qui facilite l'intelligence de certains cas, tellement compliqués qu'ils en paraissent irréguliers. C'est de se faire, au préalable, une idée nette des régions des centres nerveux dont l'intégrité est plus particulièrement nécessaire au fonctionnement de la sensibilité. Alors, et comme il est aujourd'hui démontré que les symptômes du tabes dorsalis sont liés à une inflammation chronique des parties centrales du système centripète ou sensitif, on arrive à diviser ce dernier en un assez grand nombre de départements, susceptibles d'être lésés isolément ou tous à la fois.

Si, par exemple, ce qui est le cas le plus fréquent, il existe chez un tabétique des douleurs et des troubles du mouvement dans les jambes, il est juste d'incriminer l'altération des zones radiculaires postérieures de la région lombaire de la moelle épinière, et de se préoccuper du réflexe rotulien. De même, si l'on vient à observer, au début du tabes, des paralysies oculaires, jointes ou non à des troubles sensitifs dans le domaine du nerf trijumeau, l'idée ne saurait venir à personne que c'est la moelle qui est en cause, ni que l'absence du signe de Westphall a une importance quelconque.

Ainsi, de localisation en localisation, on arrive à considérer à part chaque racine nerveuse postérieure, chaque nerf sensitif ou sensoriel, et à les regarder comme pouvant devenir, à un moment donné, le point de départ d'accidents réellement imputables à une inflammation chronique des régions du système nerveux central qui sont en connexion avec chacun d'eux. Ce n'est qu'après avoir fait ce travail analytique, qu'il est permis, s'il y a lieu, de réunir tous les symptômes sous une même rubrique, et ainsi de poser le diagnostic non pas de tabes dorsalis mais de tabes sensitif.

On soupçonne aisément combien peuvent être dissemblables les phénomènes ainsi rapprochés. Toutefois, si comme cela doit être, ceux qui touchent à la sensibilité sont manifestement prédominants, le diagnostic ne saurait être retardé par la diversité de manifestations morbides dont le caractère dépend de la fonction propre à chacun des nerfs altérés. Ainsi, ne devra-t-on pas s'attendre à voir l'altération du nerf optique donner naissance à des douleurs fulgurantes, où celle de l'auditif engendrer la cécité, le signe de Romberg ou l'abolition du réflexe pupillaire.

Le nerf trijumeau, par exemple, qui représente, dans sa partie sensitive, plusieurs racines postérieures dont les racines motrices seraient, non seulement les nerfs moteurs de l'œil, mais le masticateur, le facial, etc..., donne naissance, quand il est irrité, aux symptômes oculaires, strabismes, à des troubles de l'accommodation, de la mimique, de la mastication, aussi bien qu'à des névralgies de la face et des anesthésies.

On peut synthétiser dans le tableau suivant les troubles auxquels peut donner naissance l'altération du groupe trijumeau :

A. Symptômes de sensibilité.	Des douleurs de la face chez les ataxiques . .	Douleurs fulgurantes.
	Névralgies	Douleurs persistantes souvent migrainoïdes.
	Anesthésies.	Sensibilité générale. Sensibilité spéciale.
	Hyperesthésies.	
B. Symptômes de mobilité.	Paralysie. . . . . Incoordination	Symptômes engendrés par les nerfs moteurs du groupe trijumeau chez les ataxiques.

Quand ces symptômes existent, l'examen microscopique fait reconnaître l'existence d'une lésion scléreuse siégeant dans le bulbe, au niveau des origines ganglionnaires du nerf trijumeau et aussi d'une névrite périphérique, avec ou sans lésions de ganglion de Gasser. Les douleurs fulgurantes, l'anesthésie, les troubles moteurs observés à la face, sont, à coup sûr et pour une part, sous la dépendance de cette lésion bulbaire entrevue par Cruveilhier et retrouvée depuis par moi et par M. Hayem.

Mais, comme on le sait, par son rameau lingual le trijumeau est en partie un nerf de sensibilité spéciale. Il n'est donc pas étrange qu'on ait pu, lorsqu'il est atteint, noter quelquefois une altération plus ou moins complète du goût.

Dans toutes les occasions le trijumeau se comporte de tous points comme une racine postérieure, et son étude dans le tabes est d'autant plus utile que, par cette influence sur la fonction du goût, il établit une transition facile entre les nerfs de sensibilité générale et ceux qui président aux sens spéciaux.

Parmi ceux-ci, il en est un dont j'ai soigneusement étudié les altérations chez les tabétiques ; c'est le nerf auditif, nerf sensoriel par excellence, et qui, au point de vue anatomique et physiologique, a des relations étroites avec le trijumeau.

La question n'était pas d'ailleurs absolument neuve. On trouve, dans quelques auteurs, la mention de phénomènes imputables à la dégénération du nerf auditif. Mais il s'en fallait de beaucoup que l'on attribuât à ces phénomènes l'importance qu'ils ont en réalité.

C'est à Duchenne de Boulogne que nous devons la première mention des troubles auditifs dans le tabes.

Dans son mémoire sur l'ataxie locomotrice (1) il cite un malade (obs. I) dont « l'oreille gauche, entièrement perdue, n'entendait pas même le mouvement d'une forte montre appliquée contre elle. Sifflement continu dans cette oreille. Il entend de l'oreille droite, mais si on élève la voix, qu'il y ait trop de sonorité dans les appartements ou que plusieurs personnes parlent à la fois, il n'entend que le bruit; tandis qu'en plein air il ne perd pas un mot. Pas de sifflements dans l'oreille droite ». Ce malade avait eu de la diplopie; il n'avait pas de trouble sensoriel autre que celui de l'ouïe. « C'est, dit-il plus loin, le seul malade chez lequel il ait trouvé des troubles auditifs. »

Carre (2) en 1865, note dans un cas (obs. LIX de son

(1) Recherches sur une maladie caractérisée spécialement par des troubles généraux de la coordination des mouvements (*Archives générales de méd.*, 1858).

(2) CARRE, *Nouvelles Recherches sur l'ataxie locomotrice progressive*, mémoire couronné par l'Académie de médecine, Paris, 1865.

mémoire), l'affaiblissement de l'ouïe coexistant avec l'affaiblissement de la vue et de l'odorat.

Remak, Eisenmann (1) citent aussi des exemples de surdité chez les ataxiques.

Dans mon travail sur les symptômes céphaliques du tabes dorsalis (2) je citais aussi un malade qui avait des bourdonnements d'oreilles de temps à autre et un peu de surdité du côté gauche. A noter, en passant, que ces troubles de l'ouïe avaient été précédés, depuis près de deux ans, par des douleurs fulgurantes dans la face et les dents et qu'ils s'accompagnaient d'une analgésie et d'une anesthésie très prononcée de la face et des oreilles.

Mais c'est dans mon mémoire de la *Revue mensuelle* de 1877 (3) que j'appelai nettement l'attention sur la parenté histologique qui existe entre le trijumeau et le nerf acoustique. Ces deux nerfs sont constitués par des fibres fines, délicates et souvent interrompues par des amas ganglionnaires; ils se distinguent des autres nerfs par la multiplicité et la dissémination de leurs noyaux. Je donnais ensuite les observations de deux tabétiques, sourds avec intégrité de l'oreille moyenne, dont je rapportais les symptômes à une lésion des nerfs auditifs. Le premier, homme de cinquante-six ans, dont le tabes datait de 1866, avait eu des douleurs fulgurantes dans le domaine du trijumeau, au niveau des trous sus et sous-orbitaires. Il se plaignait de bourdonnements d'oreille rappelant des tintements de cloches et présentant des modulations variées, en même temps il avait de la diminution de l'acuité auditive. Ce malade était sujet à des vertiges très intenses. On constatait de l'anesthésie du trijumeau du côté droit et de la dureté de l'ouïe prédominante de ce côté.

Le deuxième malade, homme de quarante-huit ans avait vu commencer son tabes en 1872. Un an plus tard il entendit

(1) Eisenmann, *Bewegungsataxie*, Wien, 1863.

(2) A. Pierret, *Essai sur les symptômes céphaliques du tabes dorsalis.* Paris, 1876.

(3) Pierret, Contribution à l'étude des phénomènes céphaliques du *tabes dorsalis*. Symptômes sous la dépendance du nerf acoustique (*Revue mensuelle de méd. et de chir.*, 1877).

dans ses oreilles et surtout à droite des bourdonnements, des bruits de cloches. Trois ans plus tard s'installent des attaques de vertige très intense succédant à des douleurs aiguës dans l'oreille et coïncidant avec un redoublement des bruits subjectifs. Il présentait ces symptômes depuis dix mois, lorsque je publiai l'observation ; son ouïe était très affaiblie à droite surtout, sans lésion matérielle appréciable à l'examen objectif et il présentait, comme le précédent, de l'anesthésie du trijumeau avec quelques douleurs dans la face. Je concluais de la sorte :

« Il restera donc démontré que le nerf auditif peut, dans le cours du tabes, donner naissance à des symptômes qui pourront varier en intensité, depuis la simple dureté de l'ouïe jusqu'à la surdité complète, depuis les bourdonnements jusqu'aux bruits de cloche, depuis le vertige passager jusqu'à la chute. On devra, en outre, se rappeler que le tabes peut débuter par le nerf auditif aussi bien que par le nerf optique ; et dans le pronostic d'un vertige de Ménière, on pourra réserver une place pour l'évolution du tabes. C'est ainsi que l'on verra des sourds devenir ataxiques, ainsi que cela se passe pour certains aveugles. L'apparition des symptômes propres à la maladie principale, devra même être annoncée, pour peu qu'il existe, en même temps que les troubles de l'ouïe, quelques douleurs fulgurantes disséminées et fugitives, quelques plaques d'anesthésie, ou quelque paralysie locale dans les yeux ou dans la face. »

Cette étude, aujourd'hui classique, a été reprise par divers auteurs et d'une façon très remarquable par mon élève le Docteur Collet (1).

Les troubles liés à la sclérose du nerf optique étant depuis longtemps connus, ainsi se trouverait presque complète l'étude de la plupart des nerfs sensitifs et sensoriels, au point de vue des symptômes qu'ils font naître quand, altérés sous l'influence de la cause ou des causes de l'inflammation tabétique, ils réagissent d'une façon maladive.

(1) COLLET. *Les Troubles auditifs dans les maladies nerveuses.* Paris, 1897.

Le cadre des symptômes sensoriels du tabes a été du reste dans ces derniers temps complété de la façon la plus heureuse par M. Klippel (1), dans son étude sur les troubles de l'olfaction chez les tabétiques, de sorte qu'il est aujourd'hui permis de synthétiser toutes les données recueillies dans ce sens. Nous voyons donc tous les nerfs sensitifs et sensoriels atteints pendant le cours de la sclérose centripète, et chacun réagir selon ses moyens. Au nerf optique appartiennent les phosphènes, les photophobies, puis l'amaurose tabétique ; au nerf olfactif, les odeurs pénibles et l'anosmie ; à l'auditif, les bruits objectifs, l'hyperacousie et la surdité... aux nerfs de sensibilité générale restent les douleurs fulgurantes, les hyperesthésies, les anesthésies cutanées et aussi quelques troubles trophiques, mal perforant, icthyoses, œdèmes, etc.

(1) KLIPPEL. Les Troubles olfactifs du tabes. *Arch. de Neurologie*, Paris, 1897.

CHAPITRE III

L'irritation qui siège dans les dépendances du système centripète agit sur les cellules spinales antérieures, les seules véritablement motrices (Bastian). — Des inhibitions ou des excitations peuvent résulter de cette action et engendrer des parésies, des spasmes et même des troubles trophiques. — Des phénomènes analogues peuvent se passer dans la sphère cérébrale.— Ces insuffisances musculaires jouent un rôle dans la production de l'incoordination motrice.

Un processus inflammatoire dont la cause est à rechercher, irrite d'abord puis détruit tous les éléments anatomiques du système centripète. Cette irritation peut-elle rester sans influence sur le système moteur qui, nous l'avons vu, est au double point de vue anatomique et physiologique intimément lié à son homologue?

L'existence des paralysies réflexes, si bien indiquées par Brown-Séquard, nous renseigne à cet égard. Une irritation périphérique, laquelle peut siéger à l'extrémité ou sur le nerf sensible lui-même peut agir à distance sur les éléments moteurs de la moelle et déterminer une paralysie par inhibition.

Les exemples en sont nombreux et depuis longtemps indiscutés. Etudiée par Stanley, Reyer, Stokes, Leudet, cette paralysie a été vue depuis par MM. Weir-Mitchell, Morehouse, Keen, etc. En ce qui concerne spécialement le trijumeau, elle vient fréquemment compliquer les névralgies de la face, accompagnées ou non de zona. Dans ces cas, c'est bien souvent le nerf moteur oculaire commun qui est frappé exactement comme dans le tabes. Les paralysies oculaires, suites de zona ophtalmique, peuvent persister après l'éruption, disparaître avec elle, ou reparaître à l'occasion de névralgies précoces ou tardives. Ces paralysies, dit M. Hybord, « doivent être rapprochées des faits de Duncan qui observa chez deux vieilles femmes atteintes d'herpès dorso-pectoral, une hémiplégie tout à fait transitoire du côté correspondant; » du fait de Greenoogh rapportant que : Dans le cours d'un zona cervical, une paralysie faciale survint qui disparut assez rapidement après l'éruption ».

Cette action à distance peut aller jusqu'à troubler le pouvoir trophique des cellules motrices.

Ainsi, dans le cours d'une affection encore peu connue, la *trophonévrose* faciale, ne voit-on pas survenir, en même temps que les troubles trophiques, des troubles paralytiques des muscles des régions innervées par le trijumeau. Je crois en effet, avec Stilling, que dans cette affection singulière c'est le nerf trijumeau qui est en cause. Ce dernier ayant, on le sait, une action trophique considérable sur la face, ainsi que le démontrent les expériences de Magendie, celles de Samuel et de Meissner.

Les névralgies en général sont d'ailleurs coutumières du fait, et il me suffira, je pense, de rappeler ici les parésies, et quelque peu les spasmes, liés aux sciatiques, névralgies dentaires, et aussi les dilatations temporaires de l'estomac qui suivent les gastralgies tabétiques ou non.

Les paralysies locales dans le cours de l'ataxie sont loin d'être rares dans les muscles des membres. Il suffit d'examiner avec soin les malades pour s'apercevoir que ces paralysies sont plus fréquentes qu'on ne l'a pensé pendant longtemps. Il faut avouer cependant qu'en raison de leurs localisations variées, de leur caractère souvent passager et de leur peu d'intensité, elles sont quelquefois difficiles à observer. Elles n'en existent pas moins, en sorte qu'il n'est pas, à mon sens, de plus grande erreur que celle qui consiste à croire que l'ataxie du mouvement est indépendante de toute paralysie. C'est là une sorte de légende qui ne se soutient que par l'autorité des deux grands noms de Trousseau et de Duchenne de Boulogne.

Ces paralysies transitoires, se voient tantôt dans une jambe qui est devenue paresseuse, tantôt dans les deux derniers doigts de la main qui n'obéissent que paresseusement à la volonté. Une hémiplégie subite peut marquer le début

de la maladie, Friedreich a noté la paralysie des adduc-
teurs de la cuisse. Carre, dans son observation XXX,
note la paralysie des muscles sacro-lombaires. Dans une
de mes observations, on voit une paralysie du muscle azygos
de la luette. Trousseau a signalé la paralysie transitoire de
la langue, comme un phénomène fréquent du début de
l'affection. Tous les muscles moteurs de l'œil peuvent être
affectés. Concluons que, dans le cours de l'ataxie, tous les
muscles peuvent être le siège de paralysies, dont le caractère
est d'être transitoires et peu accentuées. Je suis donc
pleinement de l'avis de M. Carre, lorsqu'il disait : « Je
crois que l'avenir agrandira le champ de ces paralysies partielles qui pourraient bien jouer un rôle dans la production
de l'ataxie locomotrice ».

Ces insuffisances motrices partielles et souvent temporaires sont tellement caractéristiques du tabes, qu'en ce
qui regarde les muscles des yeux et de la face, elles deviennent un signe diagnostique de la dernière importance.

Au point de vue des yeux, comment se fait-il donc qu'aucun auteur n'ait remarqué ou plutôt fait remarquer avant
moi, que le tabes se traduit pour l'œil par des paralysies, et
pour les membres par de l'incoordination? (1)

Il m'a toujours semblé que l'importance de ces paralysies
partielles avait été tout à fait méconnue, et qu'il était nécessaire de rechercher avec soin si elles ne jouent pas le
principal rôle dans le désordre des mouvements que l'on
appelle incoordination sans savoir exactement s'il existe une
fonction de coordination des mouvements.

Ces troubles moteurs sont, au début, très peu accen-
tués.

A ce point de vue, j'ai publié il y a bien longtemps (1876),
l'observation d'un malade qui m'avait vivement intéressé.
C'était un jeune homme de vingt-huit ans, syphilitique,
et atteint d'une sclérose des cordons postérieurs très
caractérisée, avec douleurs fulgurantes, crises gastriques,
troubles de la vue, et aussi douleurs fulgurantes dans le

(1) A. Pierret, Essai sur les symptômes céphal..., *loc. cit.* 1876.

domaine du nerf ophtalmique de Willis. En outre, il portait
à l'œil gauche tous les signes de la paralysie du nerf moteur
oculaire commun, à savoir : dilatation de la pupille, strabisme externe, chute de la paupière supérieure. Voilà ce
que l'on constatait tout d'abord, mais si l'on faisait un examen
plus approfondi, on observait ce fait très intéressant, que le
malade cessait d'être strabique dès qu'il regardait avec l'œil
gauche seulement. Alors aussi on le voyait mouvoir cet œil
primitivement dévié dans tous les sens, aussi bien en haut
qu'en dedans et en bas. Enfin la paupière supérieure se
relevait alors parfaitement bien. En outre, on constatait,
si l'on cherchait ce que devenait l'œil droit, que la synergie
musculaire binoculaire était détruite et que le malade oubliait
son œil droit dans diverses positions qui n'avaient aucun
rapport avec les mouvements de convergence normale.

Prenons un autre exemple : un malade est atteint depuis
dix ans d'ataxie locomotrice dans les membres inférieurs;
il avait souffert de douleurs fulgurantes, de troubles de la
sensibilité, puis l'incoordination est survenue, enfin l'im-
potence motrice finale. La maladie semble arrêtée depuis
quelques années, quand un jour le malade se plaint dans le
dos de la main droite de douleurs fulgurantes qu'il reconnaît
parfaitement. Bientôt le petit doigt devient comme engourdi,
la sensibilité de la peau est obtuse, les mouvements mala-
droits. Le malade éprouve le besoin de frotter ce doigt
toujours placé maladroitement dans des positions qui gênent
les fonctions de la main. Si l'on examine avec soin l'état des
mouvements dont ce membre est susceptible, on en trouve
toujours quelqu'un d'incomplet, et, il faut le dire, à l'aide
du dynamomètre, on s'aperçoit que certains muscles sont
parétiques ou simplement hypotoniques, ce qui est peu
différent.

Sans doute ce malade ne casse rien, il n'a pas dans les
mains les mouvements de polichinelle; cependant il est
ataxique déjà, et ataxique d'une portion très limitée d'un
membre avec insuffisances motrices.

Ainsi que l'expose M. le professeur Vulpian dans son

savant article sur la *Physiologie de la moelle épinière*, ce qui reste debout de toutes les théories échafaudées pour l'explication de la coordination des mouvements, c'est la loi de Duchenne de Boulogne sur le rôle des muscles antagonistes.

Or il s'agit en somme, dans tout mouvement musculaire, de leviers ou de mobiles (os, yeux, peau), mis en mouvement par des forces. Ces forces peuvent être réduites à deux, dont l'une produit le mouvement, l'autre le modère; et sans chercher à savoir par quel mécanisme ce fait se produit, on peut affirmer que si le mouvement devient irrégulier, exagéré, c'est que l'un des deux antagonistes agit trop ou trop peu. Si le muscle directeur agit trop, le muscle modérateur devient momentanément insuffisant à réprimer son action, le mouvement s'exagère alors et devient trop brusque. C'est là un fait que tout le monde connaît. De même, si le muscle directeur, restant normal quant à sa contraction, trouve pour certains mouvements son antagoniste momentanément affaibli, le mouvement du mobile s'exagère encore et il survient une déviation dans le sens de l'action du muscle directeur, relativement trop puissant.

C'est ce qui arrive pour les muscles des yeux dont les mouvements n'ont en somme pour but que d'amener la convergence des deux axes optiques sur le point fixé. Dans ces mouvements, comme on le sait très bien, les muscles oculaires agissent par paires, qui se contractent synergiquement, tandis que d'autres paires réagissent ou modèrent le mouvement.

Or supposons que, comme cela se voit souvent au début de l'ataxie locomotrice, certains muscles d'un œil soient paralysés incomplètement, il en résultera ce fait bien mis en évidence par de Græfe, que l'œil sain, considéré à un moment suffisamment rapproché du début de l'affection, deviendra incapable, en apparence, de modérer son action et décrira presque toujours des angles plus grands que ne le comporterait la distance du point à fixer. D'un autre côté, l'œil malade, mû par des forces inégales, se déviera toujours brusquement dans le sens des muscles sains.

La convergence dans ce cas ne s'obtiendra qu'à l'aide d'un certain tâtonnement destiné à corriger la diplopie intercurrente. Cette recherche d'une image unique reste pour le malade une cause de grande gêne tant qu'il ne se sera pas accoutumé à ne se servir que d'un œil ou à ne point tenir compte des images produites par l'œil impotent. Mais le malade est seul juge de sa diplopie ; il ne faut donc pas s'étonner si l'on n'observe jamais pour les yeux, dans l'ataxie locomotrice, les mouvements irréguliers que l'on observe dans les membres. Les conditions sont différentes, et l'on ne pourrait s'en rendre compte et au début seulement que si l'on pouvait donner aux axes optiques une forme et une consistance qui rendissent leurs mouvements aussi appréciables que celui des leviers osseux des membres. On verrait alors les deux axes se croiser et s'entre-choquer de la façon la plus incoordonnée ! En dehors de toute tentative de mouvement mettant en jeu les paires malades, les mouvements peuvent être réguliers, comme ils le sont dans les membres pour les muscles restés indemnes. Toutefois ils ne sauraient l'être complètement, le moindre mouvement intentionnel nécessitant l'emploi d'un très grand nombre de muscles. On comprend d'autre part pourquoi des parésies des muscles oculaires se traduisent à l'état de repos par des strabismes. Cela tient à la mobilité extrême des globes oculaires, qui sont, on le sait, souvent déviés alors que les muscles se contractent encore très facilement.

Dans les membres il n'en est pas de même, et l'insuffisance d'un muscle assez volumineux est incapable de se traduire dans l'attitude par une déformation appréciable ; mais dès qu'il est fait une tentative de mouvement dans lequel ce muscle parétique est l'antagoniste d'un muscle sain, celui-ci l'emporte sur l'autre, et le mouvement dépasse le but.

En dehors de l'incoordination, les deux phénomènes moteurs que l'on observe le plus souvent dans les membres chez les tabétiques sont aussi des parésies, des paralysies et quelquefois des spasmes de diverses sortes. M. Teissier a

insisté sur le pied tabétique, j'ai saisi cette occasion et interprété cette déviation. Toutes les fois que certains tabétiques
veulent marcher, leur gros orteil se relève d'une façon
excessive. Pourquoi cette déviation? Les mouvements du gros
orteil sont, en dehors des mouvements de latéralité, pour
ainsi dire nuls : la flexion et l'extension dominent. Il faut
donc admettre, pour expliquer le mécanisme de cette subluxation, ou que les muscles extenseurs sont plus forts, ou que
les fléchisseurs sont plus faibles. Dans ce cas particulier, ce
sont les fléchisseurs qui sont insuffisants. Le pied tabétique
est un strabisme du gros orteil par prédominance d'action
des extenseurs.

Si l'on a surtout mentionné le strabisme des yeux, c'est
parce que ces organes sont d'une mobilité extrême; mais il
faut toujours se souvenir que l'insuffisance motrice se rencontre dans nombre de muscles chez les ataxiques. Depuis
la simple parésie jusqu'à la paralysie complète, jusqu'à
l'hémiplégie il y a une véritable gamme d'intensité.

M. Debove, il est vrai, a nié l'existence des parésies musculaires chez les tabétiques. Par contre il admet une diminution du tonus musculaire, ce qui revient absolument au
même. Question de mots.

Comment cette parésie se produit-elle? Il faut très probablement voir là un acte d'inhibition ou de cessation d'action
et pour que ces influences s'exercent il faut qu'il existe entre
le centre nerveux irrité ou défaillant et le siège de la parésie au moins un groupe cellulaire moteur. Ce sont donc
les cellules motrices des cornes antérieures qui sont en
rapport plus ou moins direct avec les filets sensitifs des
racines postérieures, siège d'une irritation pathologique qui
peut aboutir à leur destruction.

Les parésies des tabétiques sont, en outre, souvent transitoires; mais quand elles persistent d'une manière définitive
il faut faire intervenir un trouble de nutrition, une myosite
atrophique avec névrite dégénérative qui n'est pas différente
des névrites dégénératives que l'on observe toutes les fois
que les cellules des cornes antérieures sont gravement trou-

blées dans leur fonctionnement. Cette myosite et cette névrite des nerfs musculaires évoluent par ce seul fait que la cellule antérieure inhibée n'agit plus. Il n'est pas nécessaire, du reste, que cette dernière soit histologiquement détruite, elle peut même revivre, comme le démontre bien l'étude des atrophies musculaires hystériques et toxiques. Dans les cas d'hystérie, on peut, comme je l'ai montré il y a bien longtemps, constater une inflammation très intense des plaques motrices terminales.

Une objection pourrait toutefois être soulevée. Chez les tabétiques il existe des hémiplégies vraies, transitoires, mais portant sur tous les muscles du côté du corps. Pour expliquer cette localisation faudrait-il supposer que toutes les racines sensitives d'un même côté ont été intéressées toutes à la fois ? Cela ne me paraît pas nécessaire.

Depuis longtemps, en effet (Congrès médical de Londres, 1880), j'ai démontré l'existence de deux foyers principaux de lésions chez les tabétiques : un foyer périphérique (nerfs sensitifs et sensoriels) et un foyer médullaire; mais j'ai signalé *un troisième foyer, le foyer encéphalique* (1).

Dans un cas d'ataxie avec hémiplégie j'ai constaté dans la région postérieure de l'encéphale des zones d'atrophie.

Ces zones ne seraient-elles pas celles qui donnent lieu aux phénomènes hémiplégiques ? (2)

Comme Jeudrassik, je pense, en effet, que le tabes sensitif ne peut pas être sans action sur les régions du cerveau où viennent s'élaborer les sensations brutes. D'autre part on sait, les excitations partant de ces régions postérieures de l'encéphale peuvent agir par inhibition ou par excitation sur les centres psycho-moteurs avec lesquels les régions psycho-sensorielles sont en rapport incessant. De là possibilité d'hémiplégies subites, transitoires, de spasmes plus ou moins réglés, tremblements, crises épileptiformes, et même de délires à manifestations maniaques.

(1) Pierret. Thèse de Robin, 1880.

(2) Pierret. Société Nationale de Médecine, à Lyon, 31 janvier 1887.

CHAPITRE IV

L'incoordination des mouvements est liée le plus souvent à une insuffisance dans l'action de muscles antagonistes. — Cette hypotonie est réalisée par la section des racines postérieures. Elle peut aussi résulter d'une action cérébrale troublée, ou de troubles nutritifs des muscles liés à des névrites disséminées.

Quand Duchenne de Boulogne, avec son seul génie clinique, construisit de toutes pièces la symptomatologie de cette affection nerveuse qu'il nommait ataxie locomotrice progressive, il fit faire à la science médicale française un éminent progrès. D'un fouillis d'observations compliquées, il sut retirer, avec un discernement presque instinctif, quelques observations types dont il se servit pour appuyer ses descriptions. Sans doute, il ne put méconnaître qu'il laissait de côté des observations qui, par certains côtés, avaient des airs de parenté avec celles qu'il conservait ; mais, préoccupé avant tout de présenter au public médical une œuvre saisissante, il se garda des anomalies comme d'un danger.

Si les descriptions cliniques de Duchenne de Boulogne sont claires et concluantes dans leur netteté un peu voulue, il n'en est pas de même de celles de Romberg. Sous le nom de tabes dorsalis, expression générale que les contemporains ont retenue parce qu'elle est peu compromettante, il décrit une maladie dans laquelle il est bien possible de reconnaître l'ataxie de Duchenne, mais à laquelle il ne sut pas donner ce caractère de personnalité qui fit le succès de la description du médecin français.

Après que les descriptions de Duchenne eurent été vulgarisées par les éloquentes cliniques du professeur Trousseau, on vit les médecins chercher à se rendre compte des conditions d'évolution de cette singulière maladie.

Comme il arrive souvent, et peut-être aussi par la faute de Duchenne de Boulogne, le symptôme principal devint la maladie elle-même et l'étude de la maladie de Duchenne se confondit avec celle de l'attachant problème de la coordination des mouvements.

Je ne pense pas que la science médicale ait beaucoup gagné aux nombreuses théories à l'aide desquelles les médecins ont su, pour un temps, leurrer leur curiosité. Les explications proposées en général n'expliquent rien, et, le plus souvent, reposent sur des données soi-disant physiologiques d'une exactitude tout à fait contestable.

Il arriva ainsi que, sous l'influence de ces idées préconçues, on fit de l'ataxie locomotrice une sorte d'affection singulière due aux altérations fonctionnelles de régions du système nerveux douées de facultés coordinatrices des mouvements. Placé d'abord dans le cervelet, ce centre fonctionnel fut plus tard reporté dans les faisceaux postérieurs sans beaucoup plus de raison.

Il me semble que c'est à cette tendance que l'on doit rapporter les idées confuses que l'on se fit alors de l'ataxie locomotrice. Rapportant tout à un symptôme qui, pour être important, n'est pas à beaucoup près le seul qui ait une valeur diagnostique, on apprit à reléguer au deuxième plan des phénomènes non moins caractéristiques, tels que les douleurs fulgurantes, les troubles de la sensibilité et surtout les paralysies locales.

L'idée que l'on se faisait de la maladie ne cadrait pas avec la dissémination et la variété des symptômes. On s'expliquait mal pourquoi une affection du système coordinateur était si souvent annoncée ou suivie par des symptômes qui n'ont, en apparence, rien à voir avec la coordination des mouvements. Aussi peut-on noter avec quel soin les auteurs, qui considèrent surtout dans la maladie de Duchenne les irrégularités du mouvement, se gardent d'insister sur tous les symptômes sensitifs, aussi caractéristiques qu'embarrassants pour leur théorie.

Dès que les progrès de l'anatomie pathologique furent suffisants, on se mit à laisser de côté le cervelet, pour se rejeter sur le faisceau postérieur de la moelle épinière, et alors ce ne fut plus la physiologie qui servit à expliquer les symptômes observés, mais l'anatomie pathologique qui, mal interprétée, vint éclairer, et, il faut le dire, tromper la physiologie. S'attachant avec entêtement à cette idée que l'ataxie locomotrice est une maladie du système coordinateur, et voyant d'ailleurs qu'elle s'accompagne toujours d'une lésion des cordons postérieurs, on en vint à attribuer à ceux-ci la fonction dont on avait auparavant gratifié le cervelet.

Tout d'abord la chose parut d'autant plus claire que les troubles de la sensibilité, douleurs et anesthésie, s'expliquaient admirablement par la lésion des racines postérieures toujours plus ou moins altérées.

Ce fut un pas vers la vérité, ou tout au moins vers des hypothèses moins hasardées que celle des fonctions du cervelet. Malheureusement les expériences tentées dans le but de produire l'ataxie locomotrice par la lésion, section, irritation des faisceaux postérieurs de la moelle, restèrent sans résultat. Il fut impossible de produire, de la sorte, la moindre incoordination motrice. Cela ne découragea pourtant pas les partisans de systèmes coordinateurs ; l'idée persiste et se retrouve encore aujourd'hui dans bon nombre d'ouvrages de physiologie, bien qu'elle n'ait d'autres fondements que cette considération périlleuse : que l'ataxie locomotrice se caractérise cliniquement par de l'incoordination motrice sans perte du mouvement (?) et que l'altération anatomique siège dans les faisceaux postérieurs.

Cependant une autre théorie avait pris naissance. En raison des nombreuses lésions de la sensibilité observées dans l'ataxie, mais toujours dans le but spécial d'expliquer l'incoordination ou mieux la coordination des mouvements, on en vint à penser que la sensibilité pourrait bien jouer un rôle dans ce phénomène physiologique. Van Deen avait fait des expériences sur les résultats de la section des racines postérieures, qui, répétées par Claude Bernard avec plein succès, démontrèrent que la sensibilité est nécessaire pour la bonne exécution des mouvements volontaires. On imagina

des fibres réflecto-motrices ; on parla non sans raison de
sens musculaire, voire même de sens articulaire ; mais la
question fit peu de progrès et se trouva même arrêtée dès
que l'on vit des hystériques privées de sensibilité mouvoir
leurs membres régulièrement sans le secours de la vue.

C'est pourtant de ce côté qu'il fallait chercher. En
étudiant avec soin les effets produits par la section des
racines postérieures sur l'excitabilité de la substance grise,
des racines antérieures, et aussi sur les caractères des
contractions musculaires produites dans ces conditions, on
arrive sans trop de peine à interpréter les troubles du mouvement chez les ataxiques sans avoir recours aux hypothèses.

Des expériences déjà anciennes et dues à Bezold ; Us-
pensky, Guttmann, Grünhagen, Choumowsky, Masius et
Van Lair... avaient déjà donné des résultats assez concor-
dants pour être utilisés, comme j'ai essayé de le faire dans
mon travail sur les symptômes céphaliques du tabes (1876),
travail dans lequel j'attribuais l'ataxie des mouvements à
des insuffisances musculaires partielles et souvent transitoires, compromettant le jeu des antagonistes.

Les expériences précédentes, celles plus nettes de Harless,
de Cyon, etc., démontrent en effet que, si l'on coupe les
racines postérieures, les muscles innervés par la racine
antérieure correspondante perdent beaucoup de leur irri-
tabilité. Ce n'est pas une paralysie à proprement parler,
mais une réelle diminution d'activité qui peut être corrigée
par l'excitation du bout central de la racine postérieure
sectionnée.

Cette insuffisance motrice liée à la section des racines
postérieures avait été, d'ailleurs, déjà vue par de Baer et
Burdach (1), Bellingeri 1823, Rolando 1828, qui conclut
de quelques-unes de ces expériences « que la section des
faisceaux postérieurs ou des racines correspondantes abolit
la faculté *d'exciter des contractions musculaires* », et surtout par Panizza 1834 (2) constatant que les mouvements

(1) BURDACH (*Bau und Leben de Gehirns*. t. I. p. 134). Leipsick, 1814.
(2) *Ricerche sperimentali sopra i nervi*. Pavie, 1834.

du membre dont les racines supérieures (postérieures) ont été divisées sont plus « lents et moins forts que ceux de l'autre; ce membre plie plus facilement sous le poids du corps : quelquefois, pendant que l'animal marche, le pied de ce même membre se renverse en arrière, de manière à porter sur le sol par sa face dorsale. Si l'animal s'arrête, il se soutient assez bien sur ses quatre pattes ; mais si, en s'arrêtant, son pied s'est renversé, alors il remue à chaque instant le membre, non pas qu'il sente la position défectueuse de son pied, mais parce qu'il s'aperçoit que son corps éprouve un défaut de soutien ».

Toutes ces données, après avoir été bien négligées, ont été reprises dans les dernières années et donnent des résultats qui, confirmant les faits anciens, viennent absolument à l'appui de la théorie que j'ai soutenue et que je soutiens plus que jamais.

Schipiloff, en 1891, Hering (1893), Baldi, Marcacci, Mott et Shérington, Chauveau, Tissot et Contejean font voir que la section des racines postérieures entraîne un affaiblissement de l'excitabilité des cellules dites motrices de la moelle épinière. Chauveau constate en outre que chez un chien ayant subi l'extirpation, d'un même côté, des ganglions intervertébraux des quatre dernières paires lombaires et des deux premières sacrées, il apparut, quand les phénomènes d'ictus opératoire ou d'inflammation traumatique eurent complètement cessé, une ataxie formidable dans certains mouvements. La rupture dans certaines conditions du circuit sensitivo-moteur peut donc produire de l'insuffisance musculaire le plus souvent et dans certaines conditions de l'ataxie. Doit-on séparer ces deux phénomènes et considérer l'un comme d'origine spinale et rapporter l'autre au cerveau ?

Ce dernier point me paraît avoir été bien élucidé par les récentes recherches de Tomasini, auquel je n'emprunterai pourtant que ce fait brut à savoir, que d'une part la section des racines postérieures rend les cellules spinales antérieures, les seules vraiment motrices (Bastian), moins excitables, d'où hypotonie musculaire, et que de l'autre, chez les mêmes animaux, les mouvements provoqués par l'excitation artificielle du cortex sont ataxiques pour les muscles innervés par les racines antérieures séparées de leurs homologues centripètes. Donc l'ataxie est imputable dans ce cas et chez les tabétiques spinaux à la lésion de la moelle et non à une perturbation encéphalique.

J'en demande bien pardon à mon collègue et ami le professeur Raymond (1), mais quelque idée que l'on se fasse de la coordination motrice on ne peut échapper à la nécessité de considérer le muscle dans ses rapports avec la cellule nerveuse dite motrice des cornes antérieures. La physiologie a, en effet, depuis longtemps, rendu indubitable ce fait que des mouvements complexes primitivement inexécutables sans le concours d'un cerveau attentif, finissent par devenir subconscients, puis inconscients et par l'effet de la répétition et de l'habitude s'exécutent automatiquement par la mise en train non pas de quelques neurones seulement, mais de véritables équipes de neurones, spinales, bulbaires ou protubérantielles, ou tout au moins sous cérébrales.

La locomotion, qui implique la station debout pendant la progression, fait partie de ces mouvements dont, à la longue, le cortex arrive à se désintéresser presque complètement.

Ramenés ainsi au muscle d'une part et au neurone moteur spinal nous avons à nous demander si, chez les ataxiques, ces deux facteurs indispensables d'un mouvement adapté sont toujours en forme et dans les meilleures conditions de fonctionnement.

A la vérité il n'en est rien ; le muscle est comme je l'ai toujours fait remarquer et comme il résulte avec évidence des expériences citées, anciennes ou modernes, très fréquemment dans un état de relâchement, d'insuffisance, d'hypotonie qui ne peut pas rester sans influence sur la bonne exécution d'un mouvement, et comme ces insuffisances motrices ne sont pas distribuées régulièrement, on comprend bien qu'à l'occasion d'un mouvement simple

(1) F. Raymond. Leçons faites à la Salpêtrière, 19-24 janvier 1896. In *Revue Internationale de Thérapeutique et de Pharmacologie*, 16 juillet 1896.

impliquant l'action de muscles antagonistes dont l'un est hypotonique, le muscle sain entraînera le mobile, la main, par exemple, dans le sens de son action qui se trouve ainsi contrebalancée d'une manière insuffisante et tardive, la période d'excitation latente étant pour le muscle hypotonique très certainement prolongée. Il ne faut pas non plus, dans l'appréciation de ce mouvement irrégulier, oublier que l'antagoniste sain d'un muscle affaibli est très disposé à entrer en contraction spasmodique (Duchenne).

Il semblerait donc, et je l'ai pensé pendant longtemps, qu'on peut trouver là une explication complète et suffisante de l'irrégularité et de la disproportion des contractions volontaires chez les ataxiques.

Une plus ample réflexion amène à penser que si cette explication est valable pour les contractions et les relâchements pathologiques que l'on observe chez les ataxiques dans le domaine des muscles lisses, vaisseaux, organes splanchniques, iris, etc., elle ne donne pas la clef de toutes les irrégularités tabétiques du mouvement que l'on rencontre dans les muscles de la vie de relation.

Ce merveilleux ensemble d'organes moteurs relié à des systèmes anatomiques de perfectionnement est, en effet, sous une double influence, celle très directe de la cellule nerveuse médullaire, qui dans le cas de tabes se voit soumise à des influences analogues à celles qui sont réalisées par la section des racines postérieures, mais aussi celles du cerveau qui, renseigné par les organes sensoriels restés intacts, cherche à reprendre la direction de mouvements qui ne sont plus ceux dont il avait à la longue parfait le mécanisme automatique.

Prenons l'exemple d'un tabétique à forme dorso-lombaire, dont le segment céphalique est absolument sain. La marche est très troublée et le malade très intelligent, très conscient, très adroit de ses membres supérieurs cherche à intervenir en corrigeant par des contractions mesurées les écarts de certains muscles. Est-il suffisamment renseigné pour aboutir aisément ? L'anatomie pathologique nous répond qu'il n'est pas et ne peut pas être renseigné comme il con-

vient. Nous savons que dans les muscles on trouve des
névrites portant très probablement sur les extrémités récep-
trices des tubes nerveux attachés au fonctionnement du
sens musculaire. Nous savons aussi que la sensibilité ten-
dineuse, l'articulaire, et aussi la sensibilité cutanée sont
profondément troublées, puisque les racines postérieures
sont toujours plus ou moins malades. Sur quelles données
positives le sensorium se fondera-t-il pour apprécier la
quantité d'incitation à transmettre à la cellule motrice par-
tiellement, temporairement inhibée, alors que tout le
système centripète est troublé dans ses terminaisons musculaires, dans sa partie radiculaire extra ou intra-spinale et
même dans ses neurones échelonnés, depuis l'organe récepteur et le ganglion spinal, jusqu'aux colonnes de Clarke, ces
homologues des ganglions restiformes, du tuber cinereum, et
du locus cœruleus quand il s'agit du trijumeau et de
l'ataxie de la face (1).

Les yeux sont là peut-on dire. Sans doute, aussi le tabétique impuissant les yeux fermés, ne quitte pas ses jambes du
regard. Mais il ne peut ainsi constater que le mouvement
accompli ; or, c'est de la préparation au mouvement qu'il
s'agit. Est-ce-dire qu'il est condamné à de perpétuels
insuccès ? A mon sens il n'en est pas tout à fait ainsi. Il
distingue bien vite quels sont les mouvements sur lesquels
il ne peut rien ou peu de chose, et se sert des muscles dont
il se sent maître pour utiliser ses membres inférieurs par

(1) Partant de ce fait qu'il existe dans le bulbe en un point peu éloigné de
celui où s'enfonce le tronc du nerf trijumeau des centres ganglionnaires bien
définis, j'ai démontré la nécessité de rechercher dans la moelle épinière elle-
même des noyaux sensitifs distincts des noyaux moteurs (cornes antérieures)
et recevant *la plupart* des fibres des racines postérieures.

A l'aide de considérations tirées de l'anatomie normale et de l'anatomie
pathologique, j'ai fait voir que ces cellules sont celles de la colonne de
Clarke, si souvent altérées chez les tabétiques, et j'ai, de plus, admis « que les
fibres sensitives lombaires ne trouvent leur centre d'origine qu'au-dessus du
renflement lombaire lui-même puisque les colonnes de Clarke n'existent, chez
l'homme, que dans la région dorsale de la moelle épinière ». Cette constatation importante a été confirmée par les recherches expérimentales de
Mott (1897) et de Margulies (1897) et semblent même en France ignorées par
la plupart des anatomistes. — A. PIERRET. *Comptes rendus de l'Académie
des sciences,* 27 novembre 1876.

une série de mouvements correcteurs dont l'étrangeté n'est pas toujours d'origine pathologique. C'est par un acte intentionnel du même genre que les paraplégiques marchent en fauchant, et que certains ataxiques gênés, par la forme exagérée des muscles postérieurs de la jambe, fléchissent très fortement la cuisse sur le bassin, élèvent ainsi le pied bien plus haut qu'il ne conviendrait et le font retomber brusquement sur le sol dès qu'ils ne craignent plus d'en voir la pointe buter contre les obstacles du terrain. Le champ de ces mouvements de correction est plus grand qu'on ne le pense ; sans eux l'ataxique tomberait constamment, et l'on comprend combien une éducation musculaire dirigée par un homme compétent peut rendre de services en pareil cas. C'est dans ce sens d'ailleurs, que je comprends et que j'approuve les très intéressantes recherches de Frenkel. Peut-on supposer lésé dans sa fonction un cortex qui arrive à de si ingénieuses combinaisons ?

Jusqu'ici j'ai supposé le cas d'un tabétique à forme dorsolombaire et dont la sphère céphalique était considérée comme absolument saine.

Or, même dans ce cas, certains auteurs attribuent au cerveau seul le trouble fonctionnel en vertu duquel les troubles ataxiques du mouvement se montrent chez les tabétiques. Pour eux l'incoordination motrice serait toujours d'origine cérébrale.

Je ne puis me ranger à cette opinion parce qu'elle a le tort d'être exclusive. Pourtant je ne la considère pas comme entièrement fausse. Il existe une ataxie cérébrale, et ce fait ne peut surprendre si l'on se rattache à la théorie que j'ai soutenue depuis 1875 et qu'avaient auparavant émise Lockhart-Clarke et Benedikt.

Un mouvement voulu devient ataxique, quand au moment de la période préparatoire, l'un des antagonistes est mis en posture d'agir trop ou trop peu. Quand un des antagonistes agit trop, contraction spasmodique (Onimus), l'antagoniste sain est relativement trop faible ; quand il agit trop peu, l'antagoniste resté sain est relativement trop puissaut et le mouvement dépasse encore le but. A mon avis, si les spasmes sont possibles, les insuffisances musculaires disséminées sont de beaucoup les plus fréquentes, et dans le tabes régulier je les attribue le plus souvent à l'absence de l'excitation normale que les racines postérieures saines apportent aux cellules motrices des cornes antérieures, et quelquefois à une inhibition par excès d'excitation, parésie réflexe.

Mais la même condition peut être réalisée par d'autres procédés. Cette même cellule, neurone antérieur, est en rapport avec le cerveau dont les éléments peuvent à l'occasion exercer sur lui une action à distance qui, le plus souvent excitatrice, peut devenir inhibitoire. Il existe donc des paralysies, des parésies, des insuffisances musculaires d'origine purement cérébrale, comme il existe des convulsions, des spasmes, des tremblements uniquement imputables à des troubles dynamiques du cortex, les neurones spinaux et les muscles restant tout à fait sains.

L'histoire de l'hystérie comporte la connaissance d'un grand nombre de faits de ce genre et de véritables cas d'ataxie. On doit toutefois remarquer que les ataxies hystériques compromettent surtout le fonctionnement de grands groupements musculaires. Ils ont un caractère intentionnel (Vulpian) comme les mouvements artificiellement provoqués par l'excitation électrique du cortex. Ce sont des astasies, des abasies, des impuissances professionnelles en quelque sorte; mais, en dépit de ces différences, la comparaison reste possible entre l'ataxie corticale hystérique et l'ataxie spinale tabétique.

D'ailleurs, l'ataxie musculaire se voit aussi chez des paralytiques généraux non tabétiques, et cela en vertu de lésions corticales, à la fois ganglionnaires et tubulaires bien connues depuis les travaux de Meschede et de Tuckzek.

Il suffit, d'ailleurs, d'examiner d'un peu près ces paralytiques généraux pour voir que leurs muscles sont le siège de spasmes et de parésies, qui ne sont vraiment

apparents qu'au moment même où se préparent des mouvements intentionnels.

La démonstration de la multiplicité des causes de l'ataxie
du mouvement en général peut d'ailleurs être poursuivie
encore plus loin.

Ayant insisté plus que personne sur l'importance des
lésions radiculaires de l'ataxie, ayant recherché et le premier indiqué la fréquence des névrites périphériques
cutanées chez les tabétiques, tandis que je m'attachais aussi
à l'étude du troisième foyer du tabes, c'est-à-dire du foyer
cérébral, je suis, on doit bien le penser, ennemi de toute seg-
mentation de la maladie dont j'ai tenté de faire un tout, mais
je ne puis me laisser aller à nier des faits positifs.

Si j'admets la possibilité d'une ataxie cérébrale, comme
l'avaient d'ailleurs fait Jaccoud et Carre, je reconnais que
l'incoordination motrice ou ce que l'on appelle ainsi, peut
exister indépendamment de toute lésion spinale ou cérébrale.
Des névrites périphériques disséminées sont aptes à troubler
la fonction et aussi la nutrition des muscles de telle sorte que
des insuffisances musculaires diversement localisées servent
de conditions déterminantes a des hyperactions antagonistes
absolues ou relatives. Et comme dans ces cas la sensibilité
musculaire est souvent troublée, l'ataxie des mouvements peut
parfaitement se montrer. Les observations confirmatives ne
sont pas rares ; j'en ai observé plusieurs, comme l'avait fait
M. Déjerine dans ses remarquables études sur le nervo-
tabes périphérique.

En résumé il peut exister une incoordination motrice,
d'origine périphérique, une autre de cause spinale, et une
autre de cause cérébrale ou corticale. Les trois modes
pathogéniques peuvent en outre se trouver réunis chez les
tabétiques complets, c'est-à-dire ceux chez lesquels la cause
première du tabes a porté son action irritante, sur les trois
principaux foyers fonctionnels du système centripète, les
expansions périphériques des nerfs, la zone radiculaire postérieure, les régions psycho-sensorielles du cortex.

CHAPITRE V

Dans le cours de l'inflammation tabétique, tous les éléments du circuit bulbo-spinal sensitivo-moteur peuvent être atteints. Il existe des atrophies musculaires liées à ces lésions ou à des troubles dynamiques des neurones spinaux antérieurs.

Les troubles trophiques variés qui peuvent, dans l'ataxie, se manifester sur les parties périphériques, sur les muscles en particulier et venir compliquer la symptomatologie déjà si variée de l'affection, n'avaient pas été rattachés à leurs véritables causes lorsque j'entrepris, à la Salpêtrière, dans le service de M. Charcot, une série de recherches sur ce sujet peu exploré. En dehors des recherches de M. Joffroy sur la cause des arthropathies, les altérations de la substance grise de la moelle épinière n'avaient que très faiblement attiré l'attention des observateurs.

La note que j'ai publiée (1) avait pour objet d'exposer un fait apte à jeter une vive lumière sur les relations qui existent entre l'atrophie musculaire et l'ataxie locomotrice progressive, dans les cas ou ces deux états pathologiques se trouvent combinés.

On sait que l'amyotrophie progressive — qu'il faut bien se garder de confondre avec l'émaciation pure et simple des muscles résultant de l'inertie longtemps prolongée des membres — n'est pas un accompagnement rare de la myélite scléreuse postérieure. Pour s'en convaincre, il suffirait de

---

(1) A. Pierret. Sur les Altérations de la substance grise de la moelle épinière dans l'ataxie locomotrice. *Arch. de Physiologie normale et pathologique*, 1870.

se reporter aux observations nombreuses où cette coïncidence se trouve signalée et, en particulier, à celles publiées par MM. Duménil (1), Virchow (2), Marrotte (3), Friedreich (4), Leyden (5), Foucart (6), Laborde (7) et quelques autres. Tous les observateurs, d'ailleurs, s'accordent à reconnaître le fait ; mais il est un point sur lequel personne ne s'est, croyons-nous, prononcé encore d'une façon quelque peu explicite. Faut-il, ne voir dans cette coexistence de l'amyotrophie et de la sclérose postérieure que le concours fortuit de deux états morbides tout à fait distincts, ne reconnaissant aucun lieu commun ? Faut-il admettre, au contraire, qu'une relation intime rattache l'une à l'autre les deux affections ?

A ne tenir compte que du point de vue clinique, on peut trouver déjà, dans la lecture des observations publiées jusqu'à ce jour, des arguments qui plaident évidemment en faveur de la seconde manière de voir. Il est facile, en effet, de reconnaître, d'après l'analyse de ces faits, que l'atrophie musculaire, qui coexiste parfois avec l'ataxie locomotrice, ne se présente pas, en général, avec l'ensemble des caractères qui distinguent l'amyotrophie progressive primitive, idiopathique ; elle se rapproche, au contraire, par tous les points essentiels de ces amyotrophies symptomatiques qui peuvent survenir, dans les affections spinales les plus variées, lorsque la lésion, originellement limitée à la substance blanche de la moelle, a envahi de proche en proche certaines régions, aujourd'hui bien déterminées,

(1) Duménil (de Rouen), Note sur la dégénérescence avec atrophie des cordons postérieurs de la moelle épinière et de ses rapports avec l'ataxie locomotrice progressive, *Union médicale*, 1862, nº 17.

(2) Virchow, Un cas d'atrophie musculaire progressive, *Virchow's Archiv.*, 1855, Band VIII, Heft. 4.

(3) Marrotte, *Union médicale*, 11 juin 1852.

(4) Friedreich, Ueber degenerative, Atrophie der spinalen Hintersstrange, *Virchows' Archiv.*, Bd. XXVI et XXVII, 1863.

(5) Leyden, *loc. cit.*

(6) Foucart, *France médicale et pharmaceutique*, 9 novembre 1858.

(7) Laborde, *Comptes rendus et séances de la Société de biologie*, 1859.

de la substance grise. Ainsi, l'atrophie musculaire des ataxiques ne présente pas le mode régulier d'envahissement non plus que la marche pour ainsi dire fatalement progressive propres à l'amyotrophie primitive. Parfois disséminées sur les parties du corps les plus diverses, les lésions restent d'autrefois limitées à des régions très circonscrites, au pied par exemple (Friedreich), à la jambe (Leyden), au dos (Leyden, Friedreich), à la langue (Charcot), à la nuque (Leyden) où elles peuvent n'occuper qu'un seul muscle ou même une partie d'un muscle.

Si les éminences thénar et hypothénar sont quelquefois affectées (Foucart), elles restent dans un grand nombre de cas, parfaitement indemnes. Souvent les muscles des membres frappés d'incoordination motrice sont seuls envahis (Laborde), tandis que d'autres fois c'est le contraire qui s'observe.

On devait être conduit naturellement, d'après ce qui précède, à se demander si, de même que cela a lieu dans les cas où elle succède à diverses affections spinales, l'amyotrophie symptomatique, lorsqu'elle complique la sclérose postérieure, ne reconnaîtrait pas pour cause l'extension de la lésion des faisceaux blancs aux cornes antérieures de la substance grise.

L'observation recueillie par moi dans le service de mon regretté maître, le professeur Charcot, démontrait deux faits importants, dont plusieurs auteurs ont su tirer parti dans des ouvrages postérieurs :

1º L'existence d'une atrophie musculaire très nette ;

2º L'apparition pendant l'exécution des actes volontaires d'une sorte de tremblement analogue à celui qu'on observe fréquemment dans les cas où les faisceaux latéraux sont sclérosés dans les diverses régions de la moelle épinière. Ce phénomène, exclusivement limité au côté droit, s'accompagnait parfois de *contracture* plus ou moins persistante.

L'examen microscopique permit de constater une atrophie musculaire de caractère irritatif (myosite) liée à une inflammation secondaire des cornes antérieures de la moelle du côté droit, et une sclérose du faisceau latéral du même côté, en sorte que, dans ce fait, tout s'enchaîne d'une manière satisfaisante. L'irritation envahissant progressivement les filets radiculaires internes, dans le sens de leur direction centripète, s'est répandue, à la longue, jusqu'aux dernières limites connues de ces fibres. Bornée, dans une première période, à la première partie du parcours intraspinal des faisceaux la sclérose s'est étendue par la suite, conformément aux données de l'anatomie normale, au noyau postéro-externe des cellules nerveuses dans la corne antérieure de la substance grise, et, vers la même époque, elle s'est communiquée au cordon latéral qu'elle a occupé à son tour. Les symptômes révélés par l'étude clinique se sont succédé dans le même ordre que les lésions anatomiques. En premier lieu a paru l'incoordination motrice, symptôme indirectement lié à l'irritation des faisceaux radiculaires et à la sclérose consécutive d'une partie très limitée des cordons postérieurs. Plus tard se sont développés, à peu près dans le même temps, l'atrophie musculaire, la contracture et enfin le tremblement du membre : la première, en conséquence de l'altération du noyau postéro-externe des cellules nerveuses ; les secondes, par l'envahissement des cordons latéraux.

C'est donc là un des premiers cas, le premier peut-être de tabes combiné, régulièrement étudié et interprété (1870).

Le transfert de l'irritation qui occupe les racines postérieures jusqu'aux cellules des cornes antérieures, n'a rien qui puisse étonner ; il est la conséquence de relations anatomiques depuis longtemps connues, mais je crois nécessaire d'indiquer que dans ma pensée il n'est pas nécessaire que des lésions aussi accentuées que celles que j'ai décrites soient observées pour que la nutrition du muscle soit troublée. Je crois que des actes d'irritation venant des racines peuvent inhiber la cellule antérieure de telle sorte que son action trophique sur les masses musculaires (Arloing) soit diminuée sans que sa structure soit grossièrement et surtout définitivement atteinte. Nombre de jeunes anatomistes cherchent à fixer par l'observation aidée de techniques nouvelles et supposées plus efficaces que celles de leurs prédécesseurs, les caractères histologiques de la cellule nerveuse dynami- quement troublée dans leur fonction. J'applaudis à leurs efforts, tout en leur faisant remarquer que chez l'homme ils se heurteront à des difficultés qui m'ont arrêté, entre autres l'appréciation des délicates modifications physiques que subissent les cellules nerveuses pendant la lente agonie des tabétiques, alors que de par leur maladie elle-même ils sont exposés à des intoxications multiples dont la part histolo- gique est difficile à faire.

CHAPITRE VI

Si l'on étudie avec soin les malades atteints ou soupçonnés
de tabes, on trouve qu'au point de vue spécial de l'ataxie
de la station debout, on peut les diviser en deux classes :
ceux qui ne présentent guère au début que le phénomène de
Romberg, et deviennent ataxiques complets par la suite, et
ceux qui à la période terminale de la maladie ayant toutes
leurs racines, plus ou moins complètement détruites,
deviennent graduellement anesthésiques et incapables de se
tenir debout, sans avoir de paralysie bien manifeste des
membres inférieurs et sans que ceux-ci deviennent le siège
de la moindre contracture (1).

Le tabes ordinaire comprend donc deux périodes pendant
lesquelles, et selon la localisation du début, on peut observer
des troubles de la station. Mais, en outre, il existe une forme
de sclérose découverte par moi, la sclérose primitive des
faisceaux de Goll, qui peut exister indépendamment de
tout tabes et dans laquelle les troubles de la station et une
parésie flasque des membres inférieurs constituent tout
l'appareil symptomatique. On compte aujourd'hui cinq cas

(1) A. Pierret. Note sur la sclérose des cordons postérieurs dans l'ataxie
locomotrice. *Arch. de Physiol. normale et pathologique*, mai 1872.

A. Pierret. Note sur un cas de sclérose primitive du faisceau médian des
cordons postérieurs. *Arch. de Physiol. normale et pathologique*, 1873.

A. Pierret. Considérations anatomiques et pathologiques sur le faisceau
postérieur de la moelle épinière. *Arch. de Physiologie normale et pathologique*, 1873.

semblables dont le plus récent a été observé à Bron dans mon service (1).

Existe-t-il donc chez l'homme une disposition anatomique destinée à rendre plus facile l'usage de cette importante prérogative, la station debout ?

Comme je l'ai dit au début, chez les annelés, les articulés, la moelle est constituée par des ganglions qu'unissent ensemble des connectifs longitudinaux. La première paire de ganglions constitue les ganglions cérébroïdes d'où partent les incitations motrices. Mais en l'absence d'arcs commissuraux à longue distance, ces incitations passent successivement de ganglion à ganglion. La moelle humaine n'est autre chose que la réunion et la fusion de ces anneaux, mais en plus, elle possède des arcs commissuraux pouvant aller du premier ganglion au dernier.

Le système des commissures postérieures, cordon postérieur, n'est bien développé que chez les vertébrés supérieurs. Le lapin n'a pas de faisceau médian ; cet animal, du reste, ne se tient pas debout à proprement parler. Mais ce faisceau est bien développé chez le chien, le cheval et le singe. C'est sur ce dernier animal que Gratiolet a décrit les cordons de Goll. Plus on s'élève dans la série des vertébrés, plus on voit le faisceau médian s'accroître en volume et les arcs commissuraux s'allonger. Mais chez certains d'entre eux, les arcs sont encore d'assez courte portée pour que la recherche des dégénérations secondaires devienne assez difficile, ce qui étonne les physiologistes qui s'obstinent à demander aux moelles d'animaux de ressembler à la moelle humaine.

Quel est donc, chez l'homme, ce système médian postérieur ? Examinons chez l'embryon le développement des cordons postérieurs de la moelle. Jusqu'à l'âge de trois mois, le faisceau médian n'existe guère ; ce n'est qu'à cette époque qu'il commence à apparaître. Déjà notablement distinct par son développement, il reste chez l'adulte un système diffé-

______

(1) G. PARET. *Contribution à l'étude de la sclérose des cordons de Goll.* Th. de Lyon, août 1886.

rent des zones radiculaires postérieures. On ne le rencontre pas chez les vertébrés inférieurs; chez les rongeurs et les carnassiers il existe à l'état de vestige.

A mesure qu'on s'élève dans l'échelle des vertébrés, on voit le volume des faisceaux postérieurs augmenter de plus en plus.

Chez l'homme, dont la sensibilité est si développée, il atteint son maximum, moins par la prédominance des racines sensitives que par le grand développement des fibres médianes.

Pourtant les deux systèmes voisins, zones radiculaires postérieures et faisceau médian, ont des points de contact. Leurs fibres se mêlent, mais, à mon avis du moins, celles des racines postérieures ne remontent jamais directement vers l'encéphale par les cordons postérieurs.

Sur une coupe longitudinale de la moelle humaine, on les voit, en effet, ces fibres sensitives pénétrer d'abord dans les cornes postérieures, puis dans la substance grise. Les fibres médianes sont, au contraire, longitudinales et de temps en temps elles semblent s'incurver et pénétrer dans la commissure postérieure ou se mettre en rapport avec les colonnes de Clarke. Ce sont donc des fibres commissurales qui sont au maximum chez l'être humain.

M. Vulpian, dans son ouvrage sur les maladies du système nerveux, n'admet qu'avec réserve le rôle d'organe de la station debout, que j'attribue aux fibres commissurales du faisceau médian.

M. Chauveau, en 1861, a cependant étudié comment se comporte la moelle des grands animaux sous l'influence d'excitations directes. Il a vu que le faisceau médian reste insensible et que les phénomènes sensitifs n'apparaissent que lorsque l'excitation porte sur les zones radiculaires postérieures. On peut donc, tout au moins, affirmer que les faisceaux médians n'ont rien à voir d'une part avec la sensibilité, et, que de l'autre, leur altération trouble le mouvement, car il faut aussi tenir compte d'anciennes expériences trop tôt dédaignées de ce maître en physiologie qui s'appelait Brown-Séquard. Il avait bien vu lui, que lorsqu'on produisait une altération des faisceaux postérieurs dans l'étendue du renflement dorso-lombaires, c'est-à-dire que l'on coupait en plusieurs points les commissures postérieures, on observait une diminution ou perte d'action réflexe dans les membres inférieurs, les mouvements restant possibles et même faciles quand le sujet était couché. La marche et la station étaient très difficiles. Aussi M. Brown-Séquard considérait les faisceaux postérieurs comme les principaux conducteurs des excitations qui produisent les mouvements réflexes, de telle sorte qu'il y avait une grande diminution de ces mouvements quand ces faisceaux étaient altérés, et comme ces mouvements sont indispensables dans la marche et dans la station, il semblait tout naturel que ces actes devinssent difficiles quand ces cordons étaient altérés.

D'autre part M. Philippeaux et M. Vulpian lui-même avaient cherché à résoudre expérimentalement le même problème, et ils ont démontré que lorsqu'on pratique à la région dorsale d'un chien deux sections qui portent exclusivement sur les faisceaux postérieurs de la moelle et distantes de quelques centimètres l'une de l'autre, il y a sur-le-champ une diminution très réelle de la mobilité dans les membres postérieurs, à tel point que l'animal perd sur-le-champ la faculté de *se tenir dressé sur les deux membres postérieurs et qu'il se traîne en marchant* (1).

Aidé de ces résultats oubliés trop tôt et de mes recherches anatomiques, auxquelles je renvoie, je crois pouvoir affirmer que si dans le tabes dorsalis la lésion médullaire débute par les parties internes des zones radiculaires postérieures, la lésion médiane, se faisant secondairement, ne donne qu'assez tard naissance aux phénomènes qui se révèlent à l'état d'isolement par une parésie flasque des membres inférieurs, troubles de la station. Inversement, on voit des troubles de la station marquer le début de certains cas de tabes qui ne se compliquent que plus tard de troubles

(1) Philippeaux et Vulpian. *Résultat de deux sections des cordons postérieurs faites sur des chiens, et séparées l'une de l'autre de trois à dix centimètres* (Comptes rendus de la Société de Biologie, 1855, p. 93).

sensisitifs et d'incoordination. Le début s'est fait par le cordon de Goll. Il reste dès lors certain, pour moi du moins, que dans le tabes, maladie spéciale à l'homme, il y a des troubles de la station qui résultent de l'inflammation d'un système anatomique spécial, lequel se développe peu à peu chez les vertébrés, et n'atteint son maximum de développement que chez les singes anthropomorphes et chez l'homme (1).

(1) A. PIERRET, Société nationale de médecine de Lyon. Séance du 17 janvier 1887.

CHAPITRE VII

Le foyer périphérique du tabes. — Névrite optique. — Névrites des terminaisons
cutanées de la peau. — Troubles trophiques.

L'existence des lésions tabétiques de la rétine et du nerf
optique sont connues depuis longtemps, mais celle des
nerfs cutanés dans le tabes n'est connue, grâce à moi, que
depuis quelques années.

Steinthal, en 1844, Bourdon, en 1861 et Marotte, en 1862,
avaient montré que le tronc de l'oculo-moteur commun,
celui du moteur externe et quelques branches du trijumeau étaient atrophiés.

Friedreich, en 1863, dans un mémoire bien connu, rap-
portait l'histoire d'un ataxique dont le nerf sciatique était
amaigri et atrophié sans dégénérescence graisseuse. Mais
dans ces observations, les nerfs examinés étaient ou des nerfs
moteurs purs ou des nerfs mixtes.

Westphall, en 1878, dans un cas de sclérose combinée des
cordons postérieurs et latéraux, avait trouvé une atrophie
des nerfs ischiatique, tibial et cutané postérieur, mais cet
auteur n'avait pas examiné les expansions terminales intra-
cutanées.

Ces observations avaient passé à peu près inaperçues.
On leur objectait d'ailleurs les résultats négatifs obtenus par
Turner, Charcot et Vulpian.

C'est dans mes leçons à la Faculté de médecine de Lyon
(1879), que j'ai montré pour la première fois la névrite
parenchymateuse des nerfs cutanés chez des tabétiques vrais.

Dans la thèse de M. le D' Albert Robin (1880) (1), j'ai aussi développé cette idée en l'appuyant sur des faits cliniques et des recherches anatomiques précises.

L'année suivante, une communication sur ce sujet était encore faite au Congrès de Londres par moi-même, et je présentais des pièces à l'appui.

Voici, d'ailleurs, le texte même de la note communiquée par moi à M. le D' Robin :

« Les études cliniques et anatomiques inaugurées par moi, dès 1869, et poursuivies depuis lors, m'ont amené à considérer le tabes dorsalis, comme représentant dans ses modalités si variées en apparence, une inflammation chronique d'un seul système anatomique, le système sensitif.

« Mais bien que large et synthétique, cette vue d'ensemble ne donne pas une idée juste de la grande myélite. Il est un phénomène dès longtemps connu, d'une haute valeur diagnostique et dont jusqu'alors on n'a pas su tirer parti pour pénétrer aussi avant que possible dans l'étude de l'inflammation des zones sensitives. C'est l'atrophie du nerf optique.

« De mes études, ajoutées à celles de mes devanciers, il résulte que toujours on rencontre dans une portion de l'axe médullaire un point de sclérose plus ou moins étendue, si pendant la vie on a pu observer des phénomènes sensitifs dans le domaine des racines postérieures spinales ou de leurs analogues bulbaires ou protubérantielles. *Il résulte de ce fait, qu'à un point de vue superficiel, toute zone cutanée où se sont présentées des manifestations pathologiques, telles que les douleurs fulgurantes, l'anesthésie ou l'hyperesthésie doit être en rapport avec des nerfs dont la portion spinale est entourée d'une zone de myélite.* Pour le nerf optique, qui peut être considéré comme une racine postérieure, on sait deux choses :

« La première, c'est qu'au niveau des tubercules quadri-

(1) A. Robin. *Des Troubles oculaires liés aux Maladies de l'encéphale.* Th. d'agrégation, Paris 1880.

jumeaux antérieurs ou postérieurs, on rencontre quelquefois, et, pour moi, plus souvent qu'on ne le pense, de véritables scléroses, qui se trouvent ainsi faire partie de la localisation centrale caractéristique du tabes.

« Mais il est un second point de la question qui n'a pas été suffisamment étudié. On sait, et j'en ai fait souvent la recherche, que dans le cours de la sclérose sensitive, le nerf optique, véritable centre périphérique, s'altère de dehors en dedans, c'est-à-dire de la périphérie vers les centres.

« Dans les cas les plus marqués, alors que la perte de la vue est aussi complète et aussi ancienne que possible, on peut suivre cette atrophie un peu au delà du chiasma, jamais plus loin. Cependant, et dans ces mêmes cas, on peut observer une lésion scléreuse aux environs des tubercules quadrijumaux. Pour la bandelette, elle est généralement peu altérée.

« Ainsi, pour s'en tenir au fait brut, le nerf optique, nerf sensitif par excellence, se voit altéré dans le cours du tabes en deux points : dans son expansion terminale, rétine et papille ; dans ses origines centrales, tubercules quadrijumeaux, corps genouillés et régions avoisinantes.

« Etait-il possible d'admettre que le nerf optique faisait exception et se dérobait aux règles qui régissent la dégénérescence inflammatoire de ses congénères les nerfs de la sensibilité générale ? Le raisonnement me poussait à croire qu'il n'y avait là qu'une contradiction apparente, *et des recherches anatomo-pathologiques m'ont fait voir que les nerfs de sensibilité générale, plus modestes, si l'on veut, se comportent néanmoins comme le nerf optique.*

« *Si l'on examine avec soin les expansions terminales des nerfs qui se rendent à ces zones cutanées où se montrent chez les ataxiques* les douleurs fulgurantes, les anesthésies, les hyperesthésies, *ou ces éruptions pemphigoïdes que l'on observe si souvent, on y rencontre une névrite parfaitement comparable à la névrite optique.*

« *Toutefois, et comme pour compléter l'analogie, les altérations deviennent moins nettes à mesure que l'on s'éloigne de la périphérie ; bientôt elles disparaissent tout à* fait, mais pour se retrouver dans les dépendances centrales des nerfs sensitifs.

« On doit donc, dans le tabes, tenir compte des deux foyers d'irritation *l'un périphérique, l'autre central, je veux dire situé dans la moelle, le bulbe ou la moelle allongée.*

« Toutefois, si les choses se bornent là d'ordinaire, il me paraît qu'en certains cas les circonvolutions elles-mêmes peuvent devenir le siége d'altérations.

« Plusieurs fois déjà, chez des ataxiques atteints de quelques manifestations psychiques morbides, j'ai trouvé dans les circonvolutions occipitales de véritables îlots de sclérose. Peut-être devons-nous ne voir là qu'une coïncidence. Pourtant nous sommes portés à penser que chez des malades tels que ceux que nous observons à l'asile de Bron, et chez lesquels, outre les symptômes propres du tabes, on voit se développer des hallucinations variées et un véritable délire de persécution, nous pensons que chez ces malades, les circonvolutions seront peut-être trouvées dans le même état que chez les tabétiques que nous venons de citer. L'avenir démontrera le plus ou moins de fondement de cette hypothèse qui contribuerait à faire bien connaître les altérations périphériques et cérébrales de la maladie si mal désignée sous le nom d'ataxie locomotrice. »

C'est seulement au commencement de l'année 1882 que M. le docteur Déjerine faisait paraître sur cette question deux mémoires excellents (1).

Le premier contient l'observation de deux malades qui, dans le cours d'une ataxie ancienne, avaient présenté des plaques d'anesthésie sur les membres inférieurs. A l'autopsie, les nerfs correspondant à ces plaques furent trouvés profondément altérés : les tubes nerveux avaient diminué de volume et de nombre; à la place étaient des gaînes vides, la myéline et le cylindre d'axe ayant disparu.

Pour M. Déjerine comme pour moi, il y avait un lien de causalité entre les troubles de la sensibilité et l'altération

______

(1) DÉJERINE, *Comptes rendus de la Société de biologie,* février 1882 et mars 1882. — *Archives de physiologie,* 1883.

des nerfs cutanés. Les racines postérieures, supposées correspondantes, examinées au-dessous des ganglions, entre le dernier et la coalescence avec les racines antérieures étaient parfaitement saines ; et, de là, M. Déjerine concluait à la nature purement périphérique de cette névrite.

Dans un second mémoire, M. Déjerine étudie deux cas d'ataxie (?), ayant évolué rapidement et dans lesquels on ne trouva pas de lésions médullaires : tout se bornait à une névrite avancée des nerfs de la sensibilité générale. Le névro-tabes périphérique était créé non sans avantage pour la pathologie. Il pouvait même être, pendant la vie, distingué du tabes avec lésion médullaire.

Quelques jours après (mars 1882) le premier mémoire de M. Déjerine, M. Pitres (de Bordeaux) présentait à la Société d'anatomie et de physiologie de cette ville une observation d'ataxie compliquée d'arthropathie du genou gauche avec œdème de la peau environnante. Les nerfs du membre inférieur gauche étaient le siège d'altérations non douteuses, peu différentes de celles dont j'avais dans un cas semblable communiqué la description à M. Ball pour un mémoire sur les arthropathies des ataxiques. Ceux du membre inférieur droit étaient normaux.

Un peu plus tard, le même auteur publiait avec Vaillard un cas à peu près analogue. L'altération nerveuse avait été pour eux la cause des troubles trophiques observés, interprétation que je crois exacte.

En 1884, M. Sakaky et plus récemment encore M. Oppenheim et M. Francotte ont publié, eux aussi, un certain nombre de cas de névrites périphériques chez des ataxiques vrais.

Plus récemment encore MM. Pitres (de Bordeaux) et Vaillard ont fait paraître sur ce sujet un intéressant mémoire.

Depuis cette époque, les observations sont trop nombreuses pour être citées et il est devenu constant que les névrites périphériques jouent un rôle important dans la genèse des symptômes sensitifs du tabes.

Elles tiennent en partie sous leur dépendance les troubles nutritifs du tégument, les plaques d'anesthésie et d'hyperesthésie, et très probablement ces douleurs fulgurantes qui viennent « crever à la surface de la peau comme des bulles douloureuses ». Les douleurs fulgurantes existant dans le nervo-tabes périphérique, sans lésion médullaire, cette interprétation est indiscutable, mais il paraît également certain que la lésion intra ou extra-spinale des racines postérieures peut aussi engendrer le phénomène. Une observation de mal de Pott accompagnée de zona, publiée par Michaud en 1873, en est la preuve certaine, mais il eut été à désirer que les nerfs périphériques fussent, dans ce cas, examinés. Peut-être étaient-ils malades, car les zonas ne sont pas rares en pareille circonstance.

Telles étaient alors mes conclusions, conclusions reproduites et confirmées par moi au Congrès médical international de Londres, août 1881 (1), où, dans une communication synthétique sur la physiologie pathologique du tabes sensitif comparé au tabes moteur, j'insistais tout particulièrement sur le mode de début des altérations par deux foyers principaux, l'un *périphérique*, l'autre *central*.

Plus tard (2), grâce à de nouvelles observations, je pus affirmer de nouveau la grande fréquence des névrites périphériques cutanées chez les tabétiques. En outre, je me crus autorisé à déclarer :

1° Que ces lésions ne sont pas absolument constantes ;

2° Qu'elles peuvent guérir même chez les tabétiques francs atteints de sclérose postérieure spinale confirmée et sans complications. Dans un cas même j'ai pu constater nettement une rénovation des tubes nerveux des troncs cutanés. Cette importante constatation permet de penser que la lésion des nerfs périphériques cutanés n'est peut-être que la traduction intermittente, à distance, de l'irritation inflammatoire des zones sensitives des centres, puisque celle-ci ne guérit jamais, tout en restant susceptible de rémissions plus ou moins longues.

(1) Pierret, *Congrès international de Londres* (*Comptes rendus*, août 1881 ; *Section de pathologie*).

(2) A. Pierret, *Nouvelles recherches sur les névrites périphériques observées chez les tabétiques vrais.* — Comptes rendus de l'Académie des sciences, 28 juin 1886.

CHAPITRE VIII

Le sympathique joue un rôle dans la production des symptômes du tabes. —
Les troubles vaso-moteurs, les viscéralgies, les troubles sécrétoires sont sous
sa dépendance. — Il peut être altéré en dehors de la moelle ou dans ses localisations spinales et bulbaires. Le signe d'Argyll-Robertson. — Sclérose de
la colonne grêle satellite du pneumogastrique.

Si l'on considère la relation si intime qui existe entre le
système nerveux cérébro-spinal et le système du grand
sympathique, on pourrait croire que les lésions du premier
dans le tabes auraient pu faire penser aux troubles du second
et que les observateurs auraient été amenés à faire des
recherches pour l'explication de phénomènes aussi fréquents
que le sont les troubles des organes splanchniques et les
troubles vaso-moteurs chez les tabétiques. Il n'en a rien été
pendant longtemps.

M. Duchenne, dans son remarquable Mémoire sur l'ataxie
locomotrice, s'exprimait ainsi à propos des phénomènes
gastriques : « Des vomissements n'ont jamais signalé le
débuts de l'ataxie. »

Mais un peu plus tard, le même auteur publia deux
observations dans lesquelles il notait quelques phénomènes
vaso-moteurs du côté de l'œil, et il terminait de la manière
suivante : « Les phénomènes oculo-papillaires de l'ataxie
locomotrice ne peuvent s'expliquer que par un état pathologique de la portion cervicale du sympathique. » A cette
époque, M. Duchenne pensait que la maladie avait pour
point de départ les ganglions du sympathique, ce qui peut
être vrai dans certains cas.

M. Carre (1), dans un très bon travail sur l'ataxie locomotrice, fit connaître un certain nombre d'observations dans

(1) Marius CARRE, *L'Ataxie locomotrice progressive*, Paris, 1865.

lesquelles il faisait remarquer l'existence des phénomènes nouveaux (vomissements, diarrhée, hypersécrétion sudorale) dans l'évolution de la maladie; mais il ne s'arrêta pas à expliquer ces phénomènes.

Il faut arriver à une époque plus récente pour trouver les premiers travaux sur ces phénomènes caractéristiques.

M. le professeur Charcot, parlant des crises viscérales dans l'ataxie locomotrice, fait théoriquement intervenir le sympathique. Il a également fait remarquer plusieurs phénomènes dépendant de troubles vaso-moteurs.

M. le professeur Vulpian, dans ses leçons sur les maladies nerveuses, nous dit au contraire : « L'on a rarement l'occasion d'observer des troubles vaso-moteurs dans le tabes. » Il a cependant signalé, sans s'y intéresser, certains de ces troubles et dans ces mêmes leçons on trouve, non sans étonnement, des observations très riches en troubles vaso-moteurs.

M. Straus, a fait une étude sur les taches ecchymotiques des membres inférieurs chez les tabétiques, à la suite de douleurs fulgurantes. Ce dernier point est capital.

Le travail de M. Straus, par son importance et par l'interprétation qu'il donne de ces troubles vasculaires, a une très grande valeur. Il signale six observations, et termine par quelques considérations sur la cause première de ces phénomènes. Il propose deux hypothèses d'après lesquelles les taches ecchymotiques seraient, ou le résultat de congestions d'ordre réflexe, ou celui de l'irritation directe centrifuge des filets vaso-moteurs contenus dans les racines spinales postérieures et que nous ont si bien fait connaître les belles et récentes études de Morat.

M. Joffroy a appelé l'attention sur un phénomène nouveau chez les tabétiques, la chute spontanée de l'ongle, et il explique l'ecchymose sous-unguéale qui le précède par un trouble vaso-moteur.

Parmi les auteurs anglais, M. Buzzard s'est occupé aussi de ce point de la pathogénie du tabes. Il fait remarquer la coïncidence de l'arthropathie avec les crises gastriques, et, pour lui, les deux phénomènes peuvent s'interpréter par des troubles vaso-moteurs.

Les auteurs allemands disent :

« Les troubles vaso-moteurs sont très vagues et on les a peu étudiés dans le tabes. Très habituellement et dans beaucoup de cas on a signalé un froid considérable aux pieds, l'apparition de taches bleuâtres sur la peau, de l'augmentation ou de la diminution de la sécrétion sudorale, surtout la suppression et la disparition de la sueur des pieds, parfois aussi un grand penchant à l'apparition de la chair de poule. Mais les rapports précis de tous ces troubles avec la sclérose des cordons postérieurs ne sont pas constatés jusqu'à présent.

D'après Eulemburg l'ataxie locomotrice s'accompagne quelquefois d'hypersécrétion sudorale dans les membres atteints.

M. Buch a publié deux observations d'ataxie dans lesquelles il a observé des phénomènes vaso-moteurs. Je passe.

Comment se produisent ces phénomènes ? Est-ce de l'ataxie des vaisseaux que ces alternatives de resserrements par excitation et de dilatations par inhibition ?

Nous voyons bien, dans le cours du tabes, l'incoordination expliquée par des insuffisances motrices, par des spasmes, par l'affaiblissement du tonus musculaire. Il est vrai qu'il ne s'agit que des muscles striés, agents de la vie de relation.

Mais les organes splanchniques ne possèdent-ils pas des fibres musculaires? ne sont-ils pas pourvus de fibres sensitives? Ne voit-on pas aussi, et c'est là une transition toute naturelle, l'incitation normale ou pathologique des nerfs de la sensibilité générale se traduire quelquefois par des troubles moteurs localisés dans les vaisseaux, dans l'iris, etc.

Or les troubles dans la contractilité de l'iris sont intimement liés aux lésions du nerf optique et de ses aboutissants vers la base de l'encéphale. Ces lésions du côté des corps genouillés, des tubercules quadrijumeaux (1) sont

____

(1) Pierret. Thèse de Robin, 1880, Paris. *Des troubles oculaires dans les Maladies de l'encéphale.*

très intéressantes à connaître parce qu'elles ont à coup sûr
une influence sur le caractère des contractions de l'iris. On
sait que le myosis, plus fréquent que la mydriase chez
les tabétiques, s'accompagne aussi d'une immobilité des
pupilles, ordinairement des deux, sous l'influence de la
lumière, alors qu'elles se contractent par la convergence et
par l'accommodation. Ce symptôme, connu depuis 1869,
porte le nom de signe d'Argyll Robertson. Il est un des
avant-coureurs du tabes. On l'y observe 73 fois sur 110 cas
(Mendel) et il paraît constitué par une véritable rigidité
réflexe de la pupille et de l'accommodation dont le lieu anatomique ne peut guère être ailleurs que dans l'arc central du
réflexe. Est-ce dans les corps genouillés externes, comme le
veut Gudden, après avoir enlevé les corpuscules quadrijumeaux sans observer d'altérations dans les mouvements de la
pupille? Est-ce dans le ganglion de l'habenula (Mendel) (1),
ou dans la terminaison postérieure de la paroi du troisième
ventricule (Bechterew)? Il est encore bien difficile de le dire;
mais il est sûr qu'ayant pour point de départ la rétine et
pour aboutissant le sphincter de l'iris par l'intermédiaire du
noyau de l'oculo-moteur commun, l'action centripète réflé-
chie a passé par un ou plusieurs des ganglions gris de la base
dont la série constitue la chaîne de réception des impressions optiques centripètes. Le dernier ganglion, quel qu'il
soit, communique largement avec son homologue du côté
opposé. De la sorte, les troubles pupillaires observés chez
les tabétiques sont imputables aux mêmes actions d'excitation, d'inhibition par excès ou cessation d'action qui se
passent dans les ganglions viscéraux, spinaux, les cellules
sensitives des colonnes de Clarke, du trijumeau, etc., et les
cellules des cornes antérieures spinales ou bulbaires, lorsque
chez les mêmes tabétiques on voit apparaître des troubles
de la contractilité des vaisseaux, des sphincteurs, des organes splanchniques, ou des douleurs dans le domaine de
tous ces organes. Quant à l'incoordination motrice de l'iris,
je me garderai d'en parler, non plus que d'une théorie qui

(1) MENDEL. *Centralbl., f. p. Augenth...* Février 1890.

ferait du myosis un psycho-spasme ou de la migraine tabétique une psychalgie.

Qui oserait exiger, d'ailleurs, dans les muscles lisses dont
la contraction est lente et paresseuse par essence, quelque
chose de comparable, même de loin, à ce qu'on appelle si im-
proprement l'incoordination motrice? L'ataxie des vaisseaux,
l'ataxie des organes splanchniques, n'est et ne peut être
autre chose qu'une succession de parésies ou de spasmes, de
paralysies ou de contractures.

Ici encore, la loi fondamentale reste la même. Des nerfs
sensitifs d'une aptitude un peu spéciale sont constamment le
siège d'incitations sourdes; ils transmettent sans cesse à
des centres moteurs spécialisés, qui peuvent être extra ou
intra-spinaux, des incitations qui assurent des mouvements réguliers, le plus souvent inconscients, alternatives de contraction et de repos. Ou s'il s'agit des vaisseaux
des organes présidant à des sécrétions, ces mêmes nerfs président à des dilatations et des resserrements vasculaires et
peut-être aussi à des mouvements intra-cellulaires qui
caractérisent et assurent l'activité ou le repos des organes
glandulaires. Dans l'étude physiologique et pathologique des
muscles lisses, c'est donc encore et toujours à un couple
sensitivo-moteur que l'on se trouve ramené. Les nerfs
intéressés par le tabes sont tous des nerfs mixtes et le
sympathique ne fait pas exception.

Les relations pathogéniques qui existent entre les incitations morbides sensitives du tabes et l'apparition d'insuffisances motrices, de parésies, d'atonies si l'on veut, de
paralysies même, dans le domaine des muscles striés, n'est
plus aujourd'hui mise en doute. M. Debove lui-même admet
maintenant l'existence des hémiplégies motrices indiquées
par Trousseau et décrites par moi. L'existence de contractures n'est pas non plus douteuse.

Celles-ci s'expliquent par une irritation transmise aux
cellules des cornes antérieures et aux cordons latéraux.
Celles-là, plus fréquemment observées, sont imputables à la
même cause, c'est-à-dire à une action d'inhibition ou à la

cessation de l'action exercée par le système sensitif irrité ou détruit sur les centres moteurs spinaux, bulbaires et même cérébraux.

Or, l'anatomie nous démontre que dans les centres, à côté des deux grands systèmes, moteur et sensitif, il existe un autre système anatomique rendu mixte par l'union de ses deux éléments, moteur et sensitif. Situé sur les frontières des cornes antérieures et des postérieures, ce système, dont le sympathique fait partie, subit quelquefois, non toujours, le contre-coup des révolutions qui se passent chez ses voisins. Il peut aussi être intéressé primitivement pendant l'évolution d'une maladie qui a pour caractère de s'attaquer à tous les modes de sensibilité.

Mais comme ce système mixte contient la majeure partie des filets du sympathique, on voit des phénomènes morbides douloureux ou moteurs s'accompagner de phénomènes vaso-moteurs et même sécrétoires (1).

Ici peut se présenter une objection. Ces phénomènes vaso-moteurs, dont j'ai démontré la fréquence, ne pourraient-ils pas être imputés tout aussi bien à une altération des ganglions extra-spinaux du sympathique qu'à celle des trajets intra-spinaux du même nerf?

Je n'ai aucun parti-pris contre cette hypothèse.

Si nous admettons, en effet, comme le fit M. Duchenne pendant quelque temps, que le point de départ du tabes est une lésion primitive des ganglions du sympathique, l'explication des phénomènes vaso-moteurs trouverait dans cette lésion sa raison d'être.

MM. Raymond et Arthaud ont publié le résumé d'un travail sur les altérations des ganglions du sympathique dans deux cas du tabes sensitif, et je crois que dans l'avenir ces recherches pourront corroborer mes idées, que ces lésions soient primitives ou secondaires. Les altérations trouvées par ces observateurs consisteraient : 1° dans

(1) A. PIERRET. Compte rendu de l'Académie des sciences. 30 janvier 1882. Voir également une thèse faite sous ma direction.

PUTNAM. *Contribution à l'étude des phénomènes vaso-moteurs dans le cours du tabes*. Paris 1883.

l'atrophie des cellules et leur disparition ; 2° dans la disparition des fibres de Remak et la dégénérescence de leurs noyaux. Ces mêmes altérations peuvent se trouver dans d'autres cas que dans le tabes, et, tout récemment, nous avons eu l'occasion de voir les préparations histologiques de ganglions malades provenant d'une femme aliénée et chez laquelle il n'y avait eu ni phénomène d'ataxie, ni aucun trouble trophique. Pour affirmer le rôle de l'altération des ganglions du sympathique dans la genèse de l'ataxie, comme l'a fait Duchenne, il faudrait que le nombre d'autopsies et des recherches cliniques soit considérable. Il en faudrait moins pour établir, ou bien que la lésion, rare d'ailleurs, des ganglions sympathiques entraîne seule l'apparition des phénomènes vaso-moteurs et sécrétoires que l'on observe chez les tabétiques, ou bien que cette lésion et ses conséquences, sont ou ne sont pas sous la dépendance de l'altération médullaire que j'ai décrite.

M. Demange donne aussi l'autopsie d'un cas d'ataxie avec troubles vaso-moteurs et dans laquelle il a trouvé, à l'examen histologique du bulbe, une sclérose de tous les noyaux d'origine des nerfs mixtes, glosso-pharyngien, pneumo-gastrique, spinal accessoire et des racines montantes du trijumeau. Je ferai remarquer ici la relation que j'ai établie entre tous ces noyaux et la colonne vaso-motrice dans le bulbe, colonne grise, faisceau solitaire.

Si on veut admettre avec moi que la lésion de ces centres médullaires et bulbaires du sympathique, chez les ataxiques, peut produire les troubles vaso-moteurs que j'ai constaté dans mes recherches, on verra qu'il est facile d'interpréter beaucoup d'autres troubles fonctionnels. Tous les tissus, vasculaires ou non, se ressentiront directement ou indirectement de l'état de ces centres. Telle est effectivement la manière dont M. Buzzard explique, jusqu'à un certain point, les arthropathies des ataxiques. Il fait remarquer la coïncidence de troubles gastriques avec les arthropathies, chez les tabétiques (sur 48 cas d'arthropathie il a trouvé 24 fois les troubles gastriques), et M. Buzzard incline à croire que les deux lésions peuvent s'expliquer par la même cause, une altération des noyaux d'origine des nerfs bulbaires, voisins du pneumogastrique et de celui-ci lui-même. Cette manière de voir est d'autant plus acceptable qu'elle permet d'expliquer d'autres phénomènes. Comment se produisent ces crises laryngiennes et bronchiques qui éprouvent les malades, si l'on n'admet pas la lésion du pneumo-gastrique? Même la fréquence du pouls, qui est constante chez les tabétiques, ne serait-elle pas aussi susceptible de la même explication?

M. Westphal repousse l'opinion de M. Buzzard, quant à la relation entre les crises gastriques et les arthropathies. Il donne comme observation importante un cas d'arthropathie chez un tabétique. Son malade avait eu, treize ans auparavant, de la diplopie; depuis des années aussi, il éprouvait une sensation continue de froid et d'engourdissement dans les membres inférieurs. Un certain jour, sans cause apparente, le genou droit se mit à gonfler. Ce gonflement se présentait sans douleur ni rougeur. Peu de temps après, le genou gauche fut envahi à son tour, et, dix mois plus tard, apparurent les symptômes de l'ataxie locomotrice confirmée. M. Westphal se demande si ces lésions articulaires sont sous la dépendance d'une altération des cellules trophiques des cornes antérieures, comme le suppose M. Charcot. Il prétend qu'on ne saurait l'affirmer d'une manière positive, et c'est aussi mon opinion.

L'opinion de Buzzard, et la mienne, trouverait encore un appui dans celle de Seeligmüller, qui est disposé à rattacher les arthropathies des ataxiques à une lésion de la moelle allongée dans le voisinage des origines des nerfs vagues.

A remarquer aussi que déjà l'idée d'une lésion du sympathique dans l'arthropathie avait été émise par M. Ball. Cet auteur dit : « Il est peut-être intéressant de noter ici que, dans un quart des cas, des troubles viscéraux liés à l'ataxie locomotrice progressive et paraissant dépendre d'une lésion du grand sympathique se sont développés parallèlement aux lésions articulaires. »

Je suis d'autant plus disposé à me rattacher à l'opinion émise par M. Ball, que dès 1876 j'avais constaté, chez une malade atteinte de tabes, la sclérose de la colonne grêle, que je considère comme renfermant en très grand nombre des fibres vaso-motrices et dont les rapports anatomiques avec le pneumogastrique sont des plus intimes.

J'ai retrouvé plus tard cette lésion de la colonne grêle et du pneumogastrique chez les tabétiques atteints de gastrorrhée et de crises gastriques, et j'ai montré mes préparations à l'issue d'une communication synthétique faite sur le tabes à Londres, en 1881, c'est-à-dire bien avant les recherches de Ross et d'Oppenheim (1).

(1) A. PIERRET, *Transactions of the international médical Congress.* London, August 1881.

CHAPITRE IX

Il n'existe que deux tabes, le sensitif et le moteur. Le sensitif se développe chez des prédisposés par la prédominance d'action de poisons variés sur le système anatomique le plus irritable. Les tabétiques peuvent devenir aliénés en interprétant d'une façon maladive leurs impressions douloureuses. Ils peuvent devenir paralytiques généraux, mais tout en restant, au fond, des tabétiques.

Mon ambition a toujours été d'établir d'une façon nette et indiscutable, que les maladies du cerveau et celles de la moelle épinière sont généralement séparées à tort, et que les phénomènes réputés psychiques obéissent aux mêmes lois que les sensitifs ou les moteurs.

A vrai dire je devrais pour ces derniers employer les mots de centripètes et de centrifuges.

L'être vivant reçoit et traduit. C'est par des mouvements qu'il est ému et la traduction de ce qu'il reçoit c'est encore du mouvement.

L'organisme à l'état de santé, n'est qu'un chemin où passe la force : elle entre et sort, séjournant quelquefois, laissant partout des souvenirs.

Au point de vue nerveux il n'y a donc à considérer chez l'être humain, sain ou malade, que deux systèmes anatomiques : la voie d'accès et la voie de départ. Dans la physiologie usuelle, nous appelons l'un sensitif, l'autre moteur.

Le premier est d'une valeur au-dessus de toute contestation, car sa mise en action constitue la vie elle-même dans tout ce qu'elle comporte d'acquisitions sensorielles transformables et d'impressions mémoriales. Toutefois, sans le second, les manifestations de la vie deviendraient impossibles, et les cellules nerveuses incapables de restituer au monde extérieur les modalités sthéniques qu'elles reçoivent sans trêve, seraient bientôt détruites par une sorte de pléthore de potentiel.

Heureusement, à l'état normal, les choses ne se passent point de la sorte. La force, transportée sans cesse vers les centres nerveux ganglionnaires par les organes périphériques de réception et de transmission, revient aux milieux extérieurs sous des formes variées du mouvement, et ne laisse dans les cellules nerveuses que juste ce qu'il faut pour que ces éléments soient mis à même de refaire plus aisément ce qu'ils ont déjà fait.

Au point de vue pathologique, et en faisant cette fois la synthèse si nécessaire des fonctions du cerveau, sans excepter la pensée, avec celles des centres inférieurs, sous-corticaux médullaires ou extra-spinaux, il ne peut exister que deux grandes maladies systématiques : celle du système centripète et celle du système centrifuge.

Le tabes est l'inflammation du système centripète.

Comment et pourquoi se fait cette inflammation systématique ?

Deux théories sont en présence, soutenues par deux champions également respectables. M. Fournier déclare que le tabes est toujours syphilitique. M. Charcot, sans nier la fréquence de la syphilis, invoque plus volontiers la prédisposition nerveuse. D'après mon expérience ils ont raison tous les deux.

Depuis que mon attention est éveillée sur ce point, j'ai examiné tous mes tabétiques, au point de vue des prédispositions nerveuses et j'ai constaté qu'on n'en rencontre jamais dont la sensibilité ne soit très aiguisée. Elle l'est même trop. Romanciers, artistes, hommes politiques, artisans trop bien doués, ce sont des sensitifs.

On s'explique alors assez facilement comment agit chez eux le poison syphilitique. Il s'ajoute à ceux qu'engendre le surmenage et entraîne une inflammation d'origine toxique qui tout naturellement atteint les neurones les plus fatigués, c'est-à-dire les neurones récepteurs, premiers relais où s'élaborent les impressions dont, par hérédité, ces prédestinés du tabes sont passionnément avides.

Ainsi tout s'explique, l'influence de l'hérédité et celle de la toxine spécifique. Bien plus, on soupçonne l'existence de toute une série de tabes, toxiques aussi, mais imputables à d'autres poisons, et on en revient à l'étiologie d'Eisenmann complétée par les résultats de travaux modernes, en particulier ceux de Déjerine sur le tabes alcoolique, ceux de Tuckzek sur l'ergotisme, et ceux de Bouchard sur la myélite scléreuse postérieure des pellagreux, sans en excepter son hypothèse si vraisemblable du tabes autotoxique des dilatés.

Pendant bien longtemps, et tout récemment encore, on a professé que les ataxiques ne devenaient jamais aliénés, on a même loué le courage et la philosophie avec lesquels beaucoup d'entre eux supportent des douleurs véritablement atroces. Or, il y a là une grosse erreur d'observation. La vérité bien constatée depuis les travaux de Horn, 1833 (1), par de nombreux spécialistes parmi lesquels je citerai surtout Westphal (2) et Baillarger (3), c'est que les tabétiques perdent très souvent la raison.

Leur manière ordinaire de délirer, toute question d'étiologie mise à part, est de fonder sur les douleurs réelles qu'ils éprouvent, sur les troubles sensoriels dont ils sont atteints, des raisonnements erronés et maladifs (4).

Si en effet, on veut bien s'imaginer ce qu'est la vie d'un tabétique, à n'importe quelle période de sa maladie, on est forcé de reconnaître que peu d'affections, pas une peut-être, n'est plus pénible.

Les expressions manquent aux malades quand ils veulent donner une idée des souffrances qu'ils endurent. Aussi

(1) Horn. *In seinen Arch. Berlin*, 1833.

(2) Westphal, 1863. *Tabes dorsalis, graue dégénération der Hinterstrunge und paralysis universalis progressiva.*
Voir aussi Rey (Ph.). Considérations sur quelques cas d'ataxie locomotrice dans l'aliénation mentale. *Annales médic.-psychol*, 5° série, t. XIV, sept. 1875, Paris.
1879. Masson (Auguste). *Des Rapports de la paralysie générale avec l'ataxie locomotrice*. Thèse de Paris.

(3) Baillarger. *Annales méd. psychol.*, 1862. De la Paralysie générale dans ses rapports avec l'Ataxie locomotrice et avec certaines paraplégies.

(4) *Essai sur la Lypémanie et le Délire de persécution chez les tabétiques.* A. Rougier, Thèse de Lyon, 1882.

variées dans leurs formes que dans leur durée, ils les com-
parent à des décharges électriques, à des morsures, à des
arrachements de chair. Il leur semble qu'on les brûle inté-
rieurement, qu'on les empale, qu'on les frappe à coups de
poignard, qu'on leur broie les os. A les entendre, on croirait
assister à une scène de torture et jamais malheureux soumis
à la question n'a senti ses jambes éclater sous les brodequins,
ses membres se rompre sous la roue ou sa chair frémir sous
le fer rouge avec une intensité comparable aux douleurs que
ces effroyables sensations déterminent si cruellement chez
les malheureux tabétiques.

Et comme l'affection peut frapper à toutes places dans le
système nerveux sensitif, il n'est pas un membre, il n'est pas
un organe, il n'est pas une fonction qui puisse échapper à
cette loi de souffrance, et les phénomènes les plus usuels et
les plus répétés de la vie peuvent devenir chaque jour, à
toute heure, la cause incessante de tortures que leur variété
et leur fréquence rendent encore plus difficiles à supporter.

Qu'on se figure un ataxique dont la vue s'affaiblissant
chaque jour finit par disparaître complètement, s'il ne peut
s'assurer par le toucher de la nature des objets extérieurs,
il lui faudra avoir recours à ses autres sens, pour ne pas
vivre comme isolé au milieu de l'activité générale. Les rapports extérieurs qu'il pourra conserver avec son milieu
dépendront absolument de l'intégrité des sens qui lui reste-
ront; par conséquent, s'ils lui transmettent des impressions
et, par suite, des idées fausses, son jugement s'en ressentira
naturellement.

Eh bien! dans toutes nos observations, nous avons noté
les sensations les plus bizarres et les plus désagréables dans
les organes des sens.

Ce sont, du côté des yeux, des phénomènes lumineux ou
sensitifs : il semble au malade qu'on lui brûle le fond de
l'œil, puis il devient aveugle, il sent des poussières, de la
terre, du charbon sous ses paupières, etc.; dans sa nuit per-
pétuelle, il aperçoit des éclairs, des images brillantes, etc.

L'ouïe est souvent atteinte; les troubles sensoriels peuvent se réduire à de simples bourdonnements, ils peuvent

aussi donner au malade la sensation d'un bruit de sifflet, de roulement de tambour, de bruit de cloches, etc.

Mais ce sont les troubles du goût et de l'odorat, souvent liés ensemble, qui sont de beaucoup les plus capables de tromper le malade. Les aliments les meilleurs et les plus usuels prennent une saveur nauséabonde, fade, salée; quelquefois même ils font croire au malade, qui n'a plus de sens à sa disposition pour comprendre la fausseté de ces sensations, qu'ils sont imprégnés d'effluves méphitiques, d'ordures, d'excréments..., et, non seulement le malade trouve cette saveur à ses aliments, mais il en sent parfaitement l'odeur; il lui est donc difficile de réagir contre cette impression morbide.

Il n'a même plus la ressource de s'adresser au toucher; nous le voyons, dans certains cas, incapable de faire la différence entre les barreaux et les draps de son lit.

Rapprochons maintenant ces troubles sensoriels des phénomènes douloureux que nous signalions tout à l'heure, le malade n'associera-t-il pas les uns avec les autres, et les idées fausses que lui procureront les premiers ne l'aideront-elles pas à s'abuser sur l'origine des seconds?

Le délire du tabes dorsalis existe donc; il est dans les cas purs, caractéristique. C'est un délire de persécution qui, dans sa marche, suit pas à pas l'évolution anatomique du tabes auquel il est intimement uni.

Ce délire débute par un état lypémaniaque parfaitement justifié par toutes les souffrances endurées par le tabétique.

Il s'organise peu à peu, à mesure que les organes des sens sont atteints; il est caractérisé par des hallucinations (?) de la vue qui apparaissent avec les troubles de la vision; de l'ouïe, dépendant des lésions auditives; du goût, liées aux lésions sensorielles du palais et de la langue; de l'odorat, sous l'influence de l'évolution du tabes dans les nerfs olfactifs, et aussi de la sensibilité générale dans tous ses modes.

Au début, il n'est que le résultat d'une interprétation fausse délirante des sensations bizarres que la maladie envahissante détermine dans les nerfs sensoriels et sensitifs qui sont atteints. Les douleurs atroces de la maladie sont attribuées à des ennemis imaginaires. Le malade se dit torturé, empoisonné, insulté, menacé, suffoqué par les odeurs les plus répugnantes, magnétisé, etc.

C'est bien là un délire de persécution greffés sur des troubles sensoriels indubitables et qui ne constituent pas, comme on l'a dit trop souvent, des illusions et des hallucinations véritables.

Ce dernier fait donne au délire une fixité et une vraisemblance qui permettent de le reconnaître, pour peu qu'on s'en donne la peine.

Bien plus, et ces faits sont très nombreux, car j'en possède pour mon compte près de cent observations dont quelques-unes ont été publiées, on voit se greffer sur cet état lypémaniaque de véritables bouffées de mégalomanie avec troubles moteurs qui chez un ataxique cortical s'expliquent très aisément. Ces bouffées sont d'abord transitoires, comme l'avait vu, avant moi, le regretté Baillarger ; mais peu à peu elles deviennent plus fréquentes, plus tenaces et finissent par constituer une sorte de paralysie générale mixte avec troubles moteurs ataxiques, troubles tabétiques de la sensibilité et plus tard un état démentiel à la fois satisfait et grognon. Un des malades de mon service disait en grattant avec ardeur ses plaques d'hyperesthésie cutanée : « J'ai la gale, mais c'est une gale d'or. » Peu à peu, une vraie démence s'établit, mais jamais elle ne perd absolument le caractère sensoriel qui tient aux localisations caractéristiques de la maladie primordiale. Les tabétiques déments sont toujours infiniment moins niais que les paralytiques généraux vulgaires.

Pourtant leur cerveau est gravement atteint. Leur cortex, surtout dans le tiers postérieur des hémisphères, est presque détruit par un processus d'inflammation mixte, accompagné de méningite. Celle-ci est au maximum dans tous les points où aboutissent des fibres sensitives ou sensorielles, et je suis heureux de constater qu'à cet égard mes résultats concordent avec ceux de Jendrossik, mais je revendique l'honneur d'avoir, en 1880, prévu l'importance des lésions corticales du tabes (1).

Cette participation du cortex dit moteur au processus inflammatoire tabétique n'a rien d'extraordinaire. Localisée d'abord au pourtour des nerfs sensoriels, l'inflammation peut sous forme de méningite se répandre au voisinage, comme on voit la méningite postérieure spinale quitter l'aire des zones radiculaires pour envahir les cordons latéraux. Les tabes à méningite accentuée sont, à mon avis, plutôt infectieux et surtout spécifiques parce qu'il est dans l'essence de la syphilis de tendre à la diffusion en envahissant les espaces sous-méningés et leurs dépendances si importantes, les gaines lymphatiques périvasculaires. Faut-il s'étonner de voir cette méningite toxinique diffuser jusqu'aux centres psycho-moteurs et créer un jour, d'une manière définitive, la série des symptômes qui caractérise la paralysie générale, dite vraie. Pour moi, je n'éprouve aucun embarras de ce genre et je trouve cette complication toute naturelle, mais je ne puis admettre qu'une telle superposition autorise à confondre la paralysie générale avec le tabes. Plus volontiers consentirais-je à reconnaître avec Westphal que le tabes peut se combiner avec la sclérose systématique du tractus moteur que j'ai décrite depuis longtemps sous le nom de tabes moteur (2) et qui répond à une forme clinique bien connue des aliénistes, la paralysie générale sans délire.

Les deux tabes, sensitif et moteur, sont alors réellement combinés.

(1) A. PIERRET, thèse de Robin, 1880, *loc. cit.*

(2) A. PIERRET. *De la Sclérose des tractus-moteurs cérébro-spinaux sans atrophie musculaire.* Association française pour l'avancement des sciences, session de Grenoble, 1885.

TABLE DES MATIÈRES

5371 — Imprimerie L. Delaroche, 85, rue de la République, Lyon.